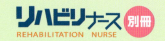

病態、合併症、
リハビリテーション、
看護まで

大事な**ポイント**が
すべてわかる！

実践できる！

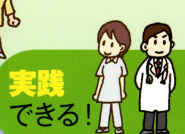

脊髄損傷者の看護

吉備高原医療リハビリテーション
センター看護部 編著

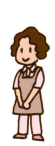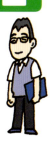

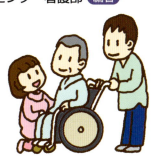

MC メディカ出版

はじめに

　脊髄損傷者の多くが、受傷後に搬送された医療機関でリハビリテーション（以下、リハビリ）医療を完結していた時代もありましたが、現在の医療制度においては、複数の医療機関が1つのチームとなって個々の脊髄損傷者にふさわしいゴールを達成しなければなりません。そのためには、これまでは脊髄損傷のリハビリ医療にかかわりが少なかった医療機関の力も必要になってきます。

　急性期医療から次のステップとして選択されることが多いのが、回復期リハビリテーション病棟です。脊髄損傷についていえば、本格的なADL訓練や合併症の管理のためのトレーニングを開始し、「社会もしくは脊髄損傷のリハビリ専門病院」に送り出すまでの非常に重要なポジションを担うことになります。脊髄損傷者にとって、回復期リハビリ病棟でのリハビリ医療の良否が社会復帰後の長い人生を左右するといっても過言ではありません。当然、そこには役割を果たすための十分な知識と意識が求められます。

　このたび、回復期から維持期のリハビリ医療に携わっている看護師の方々をおもな対象として、その習得を目的とした書籍を上梓しました。社会復帰を見据えた合併症の管理や日常生活へのかかわりなどについて、EBM（evidence-based medicine）を意識しながら、吉備高原医療リハビリテーションセンターの看護のノウハウをお伝えしたいと思います。

　脊髄損傷者の社会復帰とその後の生活での感動を皆で共有し、われわれの共通の成功体験としていくことが、いま、脊髄損傷のリハビリ医療の目指すところです。本書が、脊髄損傷のリハビリ医療に携わる多くの医療従事者に活用され、脊髄損傷者の社会復帰に資すれば幸いです。

2017年2月

吉備高原医療リハビリテーションセンター副院長
古澤　一成

病態、合併症、
リハビリテーション、看護まで
大事なポイントがすべてわかる！
実践できる！

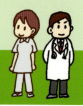

脊髄損傷者の看護
CONTENTS

はじめに……………………3
執筆者一覧……………………6

1 基礎知識

1. 脊髄損傷者のリハビリテーション……………………8
2. 麻痺の分類と評価……………………16

2 リハビリテーション看護

1. 褥瘡予防と皮膚管理……………………24
2. 排便管理……………………31
3. 排尿管理……………………40
4. 嚥下障害……………………49
5. 食事動作……………………59

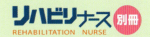

- **6** 整容動作・入浴動作・更衣動作 73
- **7** 呼吸管理 83
- **8** 自律神経障害のケア 92
- **9** 痙性・痛みの管理 101
- **10** 性に関する援助 108

3 退院支援

- **1** 社会復帰に向けた環境調整 114
- **2** 職業復帰・復学、障害者スポーツ 121

索引 130

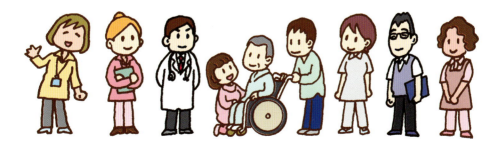

執筆者一覧

1章-1
古澤 一成
吉備高原医療リハビリテーションセンター
副院長

1章-2
池田 篤志
吉備高原医療リハビリテーションセンター
リハビリテーション科部長

2章-1
石田 恭子
吉備高原医療リハビリテーションセンター
一般病棟看護師

2章-2
森安 直美
吉備高原医療リハビリテーションセンター
障害者等一般病棟看護師

2章-3
石原 明美
吉備高原医療リハビリテーションセンター
障害者等一般病棟看護師長補佐

2章-4
渡邉 浩司
吉備高原医療リハビリテーションセンター
リハビリテーション科副部長

村上 達郎
吉備高原医療リハビリテーションセンター
リハビリテーション部言語聴覚士

2章-5
山本 実起子
吉備高原医療リハビリテーションセンター
障害者等一般病棟看護師

2章-6
黒瀬 邦子
吉備高原医療リハビリテーションセンター
障害者等一般病棟看護師

2章-7
河内 きよみ
吉備高原医療リハビリテーションセンター
障害者等一般病棟看護師

2章-8
工藤 仁昭
吉備高原医療リハビリテーションセンター
障害者等一般病棟看護師

2章-9
植村 弘恵
吉備高原医療リハビリテーションセンター
手術・外来棟看護師長補佐

2章-10
古好 裕子
吉備高原医療リハビリテーションセンター
障害者等一般病棟看護師長

3章-1
宮本 利美
吉備高原医療リハビリテーションセンター
障害者等一般病棟看護師長補佐

3章-2
武田 栄子
吉備高原医療リハビリテーションセンター
一般病棟看護師

企画協力
竹﨑 和子
吉備高原医療リハビリテーションセンター
看護部長

1 基礎知識

1 基礎知識

1 ▶ 脊髄損傷者のリハビリテーション

わが国の脊髄損傷の特徴

① 疫学（高齢化と重度化）

脊髄損傷者の医療に携わる際には、脊髄損傷の特徴を把握しておく必要があります。わが国では過去2回の全国調査が行われています[1、2]。

第1回の全国調査（1990〜1992年）[1]では、発生頻度は人口100万人あたり年間40.2人と推計され、全体の75%が頸髄損傷者で、受傷時の年齢は20歳と59歳にピークをもつ二峰性の分布を示しました（**図1**）。原因は、交通事故がもっとも多く（43.7%）、転落（28.9%）、転倒（12.9%）が続きます。この調査が、全国的な発生頻度を出した唯一のものです。第2回の全国調査（2002年）[2]では、前回よりも高齢化していることが明らかとなりました。

現在、労災病院関連施設がリハビリテーション（以下、リハビリ）治療を施した外傷性

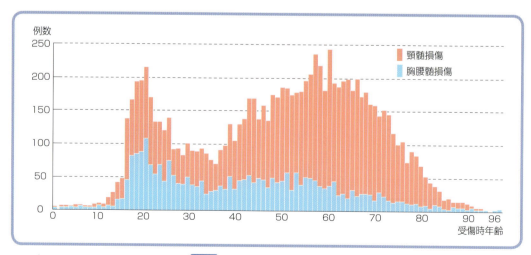

図1 脊髄損傷者の年齢分布

Shingu, H. et al. A nationwide epidemiological survey of spinal cord injuries in Japan from January 1990 to December 1992. Paraplegia. 33 (4), 1995, 183-8. より改変

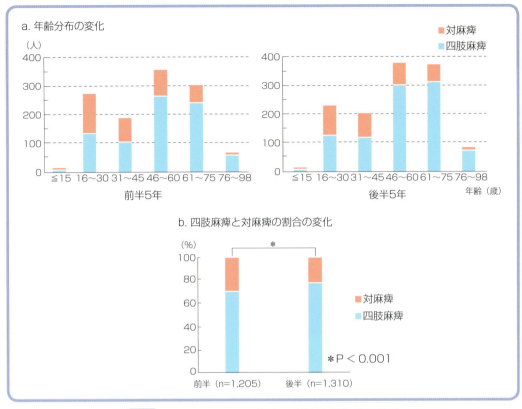

図2 1997～2006年度における前後半の比較

時岡孝光ほか．"治療対象者の現状"．脊髄損傷の治療から社会復帰まで：全国脊髄損傷データベースの分析から．全国脊髄損傷データベース研究会編．東京，保健文化社，2010，9-22．

脊髄損傷者のデータベース（全国脊髄損傷データベース）を構築しています。2010年には、1997～2006年度の10年間に登録された3,006例のデータを分析した結果が公表されました。全国脊髄損傷データベースでも原因としてもっとも多いのは交通事故ですが、年齢階層でみると高齢者は交通事故の割合が低くなり、転落・起立歩行時の転倒の割合が高くなっています[3]。また、10年間を前半の5年と後半の5年で比較検討し、ここでも高齢化（**図2-a**）と重度化（対麻痺に比べて四肢麻痺が増加していること）（**図2-b**）が進行していることを指摘しています[3]。

② 生活習慣病の増加

わが国を含めた先進国においては、急性期の初期治療と慢性期における健康管理法の向上により、脊髄損傷者の平均余命は飛躍的に改善しました[4]。しかし、それにともなって生活習慣病の増加が大きな問題となっており、依然として健常者に比べて死亡率は高いとされています[5]。

脊髄損傷者においては、健常者よりも心血管疾患の有病率が高く、主要な死因の一つとして報告されています[6〜8]。心血管疾患の有病率が高い大きな理由は、健常者に比べて脂質異常症や糖尿病、内臓脂肪の蓄積のような心血管疾患のリスクを有する率が高いからです[9〜12]。それらには、麻痺による不活動のほか、交感神経活動の低下や筋肉量の減少による基礎代謝の低下などもかかわっています[13、14]。さらに"筋肉量の減少"については、近年、「運動中に活動している骨格筋の筋細胞からはインターロイキン6などのサイトカインが産生、分泌され、それらは脂肪の分解やインスリン抵抗性をブロックする」ことが証明され[15、16]、こちらのメカニズムも関与している可能性があります[15、17]。Koudaら[14]は、「頸髄損傷者と健常者において、ハンドエルゴメータを用いた運動（最大酸素摂取量の60％の運動強度で20分間）をすると、健常者は運動後に血中のインターロイキン6が増加したのに対して、筋肉量の少ない頸髄損傷者では運動後も増加しなかった」という非常に興味深い報告をしています。脊髄損傷者における生活習慣病については、社会復帰後の食生活や運動習慣が大いに関与するので、入院中に予防の大切さを話しておく必要があります。

脊髄損傷のリハビリ医療の課題と魅力

　現在の医療制度では、リハビリ医療に長期間を要する疾病や障害をもつ人は、複数の医療機関が連携して社会復帰を目指すことになります。脊髄損傷者も例外ではありません。とくに中高齢の脊髄損傷者は、身体の予備能の低下や併存する内科疾患により長期間のリハビリ医療を要するケースも多く[18]、連携の必要性は高まる傾向にあります。そして、そこにかかわる医療機関には、「いかなる時期を担当しようとも、目の前にいる脊髄損傷者がもつ可能性を見失うことなく責任をもって役割を果たし、次のステップにバトンタッチすること」が求められています。

　一人の脊髄損傷者が社会復帰するまでに複数の医療機関が携わるということは、より多くの方にその魅力を感じ取っていただくチャンスであり、それは、すなわち「脊髄損傷のリハビリ医療の普及・発展」を意味します。すでにその魅力にお気付きの方も多いと思いますが、ここにその一部を挙げておきます。
①脊髄損傷者も高齢化の傾向があるとはいえ、リハビリの対象となるほかの疾病に比べ若

年者が多く、社会復帰の形態が多岐にわたります。そこには多大なエネルギーを要しますが、成果とともに大きな喜びや達成感が得られ、皆で共有することができます。

②脊髄損傷者が障害者スポーツなどへ社会参加することは、皆に夢を与えます。また、そこでの成長や活躍から、医療従事者は自己の存在価値を強く感じることができます。

③感覚障害により痛みなどの典型的な症状がない状況での診療は、視診・触診の重要性を再認識することができ、基本に立ち返る医療ともいえます。

リハビリ医療のための診断と評価

① 全身理学的所見と神経学的所見（機能障害の評価）

1）全身理学的所見

脊髄損傷では知覚障害などによって自覚症状に乏しいので、いずれの時期も全身理学的所見を正確にとることがきわめて重要です。そのことで合併症（皮膚や膀胱、直腸、呼吸器、循環器など）の存在も把握できます。

2）神経学的所見

神経学的所見は、まずは知能など脳の機能を評価しておきます。わが国に多い頸髄損傷では、中高齢での受傷と頭部外傷の合併の頻度が高いためです。また同様の理由で嚥下障害の評価も欠かせません。脊髄損傷者の死因の第1位は呼吸器にかかわるものであり[19]、嚥下障害と呼吸機能障害の存在下で生じる誤嚥性肺炎はとくに注意が必要です。

損傷レベル（脊髄の損傷の高さ）と麻痺の程度（完全麻痺、不全麻痺など）の診断は、脊髄損傷の神経学的および機能的国際評価法（American spinal injury association：ASIA）に基づいて、運動障害と知覚障害を診察して行います。ただし、頸髄損傷についてはASIAによる評価だけでは詳細な予後予測は困難なため、Zancolli上肢機能分類も用います。詳細は1章-2「麻痺の分類と評価」に譲りますが、これらは脊髄損傷の医療における共通の言語として理解しておきましょう。

② ADL（活動の制限の評価）

機能障害によって生じるADLの評価には、Functional independence measure（以下、FIM）やBarthel Indexを用いるのが一般的です。前述のごとく、わが国では中高齢で受傷する頸髄損傷者が多いので、認知に関する項目を含むFIMでの評価は欠かせません。

FIMでは「しているADL」を評価するので、そこでの看護師の役割は非常に重要です。

③ 社会生活への参加の制限の評価

　脊髄損傷者が社会復帰するための生活場所の確保は、「脊髄損傷のリハビリ」において非常に大きなウエイトを占めます。現在、入院している医療機関から直接、家庭復帰ができなくても、住宅の建築物や介護のマンパワー、経済的な状況、利用可能な社会資源などの情報を早期に収集します。また、生産年齢にある脊髄損傷者では、職業復帰の可能性を必ず評価しておきましょう。それだけでも、本人にとっては職業復帰への動機付けになることがあります。

リハビリ医療のプログラム

　評価に基づいたゴールの設定、設定されたゴールに向けてのリハビリ訓練、合併症の管理（予防と治療）、日常生活や職業にかかわる環境の整備がおもな内容です。

① ゴールの設定

1）ゴールの設定と共有

　神経学的所見から予想される獲得可能なADLに、年齢や体型、体力、合併症の存在、社会的背景、本人や家族の考えを加味して、短期ゴール（ADLのゴール）と長期ゴール（社会生活に関するゴール）を設定します。当然、途中で修正されることもありますが、急性期であろうと慢性期であろうと、個々の脊髄損傷者にふさわしい長期ゴールは1つで、そのゴールは皆で共有しておかなければなりません。回復期リハビリテーション病棟では、急性期で示すことが困難だったゴールを設定し、今後の方向性をより明確にする必要があります。

2）障害の告知と受容

　ゴールの設定は医療従事者だけでなく本人や家族とともに行い、その情報を共有します。その際に避けて通ることができないのが、医療従事者からの障害の告知と、脊髄損傷者やその家族の障害の受容です。障害の告知については、麻痺の回復の見込みがないことを告げるのが目的ではなく、リハビリ医療を受けることでなにができるようになるのか、そのために具体的になにをすべきかを提示し、脊髄損傷者や家族の混乱した状況を整理するのが目的であることを認識しておきましょう。

② リハビリ訓練

　リハビリ訓練は、通常、理学療法と作業療法を行い、嚥下障害などを合併する症例には言語聴覚療法も行います。急性期医療では、損傷された脊椎の安定性に応じて、呼吸器感染や深部静脈血栓症、廃用の予防のための訓練を行います。

　車椅子上の座位が可能になりはじめたころからは、体力が許す限りベッドで横になることは避けるよう、医療従事者も心掛けておきましょう。こうした日々の積み重ねによって、廃用の予防や耐久性の向上、起立性低血圧や排便障害の改善が期待できます。訓練室で過ごす時間は非常に限られているので、病棟などでの生活場面などのすべてをリハビリの一環としてとらえておきたいものです。

③ 合併症の管理

1）合併症管理の重要性

　脊髄損傷の合併症は、多くの場合、複数生じますが、急性期から存在して経過とともに症状が和らぐものや、亜急性期や慢性期になってはじめて出現するものなど多彩です。したがって亜急性期以降も、たんに「病状が安定した脊髄損傷者を急性期から受け入れるだけの医療」では成り立ちません。

　合併症管理の良否が、その後の脊髄損傷者の運命を決めていたということもしばしば経験します。とくに重度の褥瘡は治療するまでの期間はいうまでもなく、いったん治癒した後も、瘢痕化した部分は容易に再発を繰り返し、長きにわたってリハビリ医療の進行を妨げます。

　図3に内田の調査による頸髄損傷者（図3-a）と胸腰髄損傷者（図3-b）の死因の推移[19]を、図4に米国のデータベースから脊髄損傷者の再入院の原因を示しました[20]。これらから、尿路や呼吸器、皮膚などの合併症の管理がいかに大切かが理解できます。

2）退院後の自己管理のための教育

　社会復帰後は本人や家族による管理、いわゆる「自己管理」が主体となるので、入院中にはそのための教育が必要です。合併症の「自己管理」では、その予防と治療に関する知識や技術を習得するだけでなく、生活のなかでその管理に費やす時間や労力が占める割合をバランスよく設定できることが大切です。したがって、生活場面で最もかかわりの深い看護師の役割が非常に重要となります。

④ 生活環境の整備、職業的アプローチ

　ADLの将来像が、ある程度みえてきた時点で、本格的に生活環境を整備します。職業復

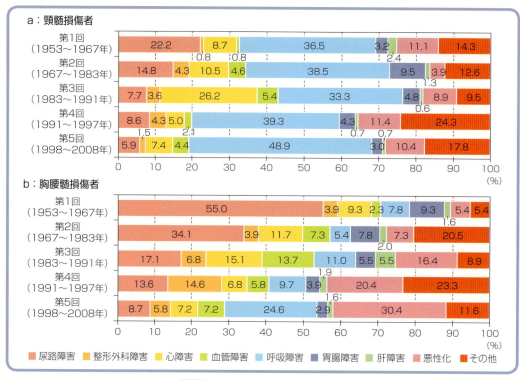

図3 脊髄損傷者の死因の推移

清潔間欠導尿などが普及し排尿管理の方法が確立するとともに、尿路系の割合が減少する。
内田竜生. "脊髄損傷者の死因と標準化死亡比". 脊髄損傷の治療から社会復帰まで：全国脊髄損傷データベースの分析から. 全国脊髄損傷データベース研究会編. 東京, 保健文化社, 2010, 158-68. より改変

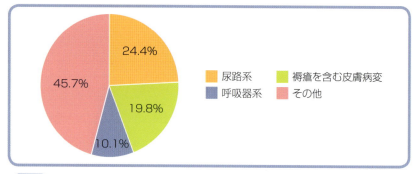

図4 脊髄損傷者の再入院の原因（n=1,162）（米国データベースより）

Cardenas, DD. et al. Etiology and incidence of rehospitalization after traumatic spinal cord injury : a multicenter analysis. Arch Phys Med Rehabil. 85 (11), 2004, 1757-63. より改変

帰については、受傷前に仕事に就いていた者では、まずは配置転換も含めた現職場復帰を目指し、それが不可能ならば他職種への変更や職業リハビリへの移行などを検討するのが原則です。職業復帰に関してはおもに医療ソーシャルワーカー（MSW）が介入します。

（古澤一成）

ここがPoint

①脊髄損傷のリハビリ医療に携わるにあたって、わが国の脊髄損傷の特徴（高齢化と重度化、社会復帰後の生活習慣病の増加）を把握しておく必要があります。

②脊髄損傷のように長期のリハビリ医療を要する疾病では、「個々にふさわしい長期ゴール」を病院間で共有することが大切です。

③社会復帰する際には障害や合併症の「自己管理」が不可欠です。その習得において、入院中の生活場面でもっともかかわりの深い看護師の役割は非常に重要です。

◆引用・参考文献◆

1) Shingu, H. et al. A nationwide epidemiological survey of spinal cord injuries in Japan from January 1990 to December 1992. Paraplegia. 33 (4), 1995, 183-8.
2) 柴崎啓一．全国脊髄損傷登録統計2002年1月～12月．日本脊髄障害医学会雑誌．18 (1), 2005, 271-4.
3) 時岡孝光ほか．"治療対象者の現状"．脊髄損傷の治療から社会復帰まで：全国脊髄損傷データベースの分析から．全国脊髄損傷データベース研究会編．東京，保健文化社，2010, 9-22.
4) Strauss, DJ. et al. Trends in life expectancy after spinal cord injury. Arch Phys Med Rehabil. 87 (8), 2006, 1079-85.
5) Middleton, JW. et al. Life expectancy after spinal cord injury: a 50-year study. Spinal Cord. 50 (11), 2012, 803-11.
6) Whiteneck, GG. et al. Mortality, morbidity, and psychosocial outcomes of persons spinal cord injured more than 20 years ago. Paraplegia. 30 (9), 1992, 617-30.
7) Bravo, G. et al. Cardiovascular alterations after spinal cord injury: an overview. Curr Med Chem Cardiovasc Hematol Agents. 2 (2), 2004, 133-48.
8) Garshick, E. et al. A prospective assessment of mortality in chronic spinal cord injury. Spinal Cord. 43 (7), 2005, 408-16.
9) Manns, PJ. et al. Fitness, inflammation and the metabolic syndrome in men with paraplegia. Arch Phys Med Rehabil. 86 (6), 2005, 1176-81.
10) Myers, J. et al. Cardiovascular disease in spinal cord injury: an overview of prevalence, risk, evaluation, and management. Arch Phys Med Rehabil. 86 (2), 2007, 142-52.
11) 水口正人．脊損者の生活習慣病：その診断・現状・治療・予防：脊損慢性期マネジメントガイド．住田幹男ほか編．東京，NPO法人日本せきずい基金，2010, 15-20.
12) 横山修．"合併症の予防と管理：代謝"．前掲書3). 2010, 82-90.
13) Washburn, RA. et al. Physical activity and chronic cardiovascular disease prevention in spinal cord injury: a comprehensive literature review. Top Spinal Cord Inj Rehabil. 3, 1998, 16-32.
14) Kouda, K. et al. Does 20-min arm crank ergometer exercise increase plasma interleukin-6 in individuals with cervical spinal cord injury? Eur J Appl Physiol. 112 (2), 2012, 597-604.
15) Pedersen, BK. et al. Muscle as an endocrine organ: focus on muscle-derived interleukin-6. Physiol Rev. 88 (4), 2008, 1379-406.
16) Hiscock, N. et al. Skeltal myocytes are the source of interleukin-6 mRNA expression and protein release during contractions: evidence of fiber type specificity. FASEB J. 18 (9), 2004, 992-4.
17) 古澤一成ほか．脊髄損傷のリハビリテーション―合併症に関する最近のトピックス．Monthly Book Medical Rehabilitation. 115, 2010, 61-6.
18) Furusawa, K. et al. Geriatric Spinal Cord Injuries: Rehabilitation Perspective. In: Harvinder Singh Chhabra eds. ISCoS Textbook on COMPREHENSIVE MANAGEMENT OF SPINAL CORD INJURIES. Wolters Kluwer, 2015, 960-7.
19) 内田竜生．"脊髄損傷者の死因と標準化死亡比"．前掲書3). 158-68.
20) Cardenas, DD. et al. Etiology and incidence of rehospitalization after traumatic spinal cord injury: a multicenter analysis. Arch Phys Med Rehabil. 85 (11), 2004. 1757-63.

1 基礎知識
2 麻痺の分類と評価

なぜ麻痺の評価を行うのか？

　脊髄損傷においては脊髄の損傷レベルに応じて正常にはたらく筋肉が判断できるため、とくに完全麻痺の場合、障害レベルに応じた獲得可能なactivity of daily living（日常生活動作：以下、ADL）を推測することができます。

神経学的機能の評価法

① Frankelによる重症度分類

　Frankelによる重症度分類[1]（**表1**）は1969年に提唱された脊髄損傷における最初の機能評価法で、その後の評価法もこの考えをもとにつくられています。この分類では重症度をA～Eの5段階に分け簡便に評価することができますが、定量化できないことや不全麻痺の範囲があいまいなこと、下肢の機能に重点が置かれ上肢機能が加味されていない

表1 Frankelによる重症度分類

A（complete）	● 損傷レベルより下位の運動・知覚の完全麻痺
B（sensory only）	● 損傷レベルより下位の運動の完全麻痺 ● 知覚はいくらか残存
C（motor useless）	● 損傷レベルより下位の運動機能はわずかに残存しているが、実用性なし
D（motor useful）	● 損傷レベルより下位の実用的な運動機能が残存している
E（recovery）	● 運動・知覚麻痺、膀胱直腸障害などの神経学的症状を認めないもの ● 深部反射は亢進してよい

Frankel,HL. et al. The value of postual reduction in the initial management of closed injuries of the spine with paraplegia and tetraplegia. Ⅰ. Paraplegia. 7(3), 1969, 179-92. より引用

表2 改良 Frankel 分類

A	motor, sensory complete	運動・感覚とも完全麻痺
B	motor complete, sensory only	損傷部以下の運動完全麻痺 B1　仙髄領域のみの触覚保存 B2　仙髄領域だけでなく広範な範囲で触覚保存 B3　痛覚不全麻痺
C	motor useless	C1　下肢筋力　1、2程度（過半数の筋力が2以下） C2　下肢筋力　3程度（仰臥位で膝立て可能）
D	motor useful	D0　下肢筋力は4〜5あり歩行できそうであるが、急性期などのため実際の歩行能力テストが困難な場合 D1　屋内、平地であればなんとか10〜100mくらい歩けるが、屋外歩行は困難で日常では車椅子を併用する。下肢装具、杖を併用してもよい D2　杖、手すり、下肢装具などを必要とするが、屋外歩行も安定し車椅子はまったく不要。あるいは杖、下肢装具がなくとも歩行は安定しているが、上肢機能が悪く日常生活に部分介助を要する例（中心性頸髄損傷）もこの群に入れる D3　杖、手すり、下肢装具などを必要とせず完全な独歩で、上肢機能を含めて日常生活に介助不要（軽度筋力低下、知覚障害あり）
E	normal	筋力低下、知覚障害なし（しびれ・反射亢進はあってよい）

福田文雄ほか．改良 Frankel 分類による頸髄損傷の予後予測．リハビリテーション医学．38（1），2001，29-33．より転載
備考：膀胱機能は含めない。左右差のある例では左右別々に評価し、機能の悪いほうで評価する。判定に迷うときは悪いほうに入れる（例：D1 か D2 かのときは D1）。D0 群は実際には D1、2、3のいずれかであるが、急性期の頸椎安静のため歩行テスト困難ゆえにつくられたものであり、予想できれば D0（D1）や D0（D2）と記載する。

ため、中心性頸髄損傷が表せないことなどが指摘されていました。そこで Frankel 分類はさまざまな形で改良され、わが国でも総合せき損センターによる改良 Frankel 分類[2]（表2）などがあります。これは不全麻痺である B〜D を、より具体的に細分化しています。

② ASIA／ISCoS による機能障害評価

ASIA／ISCoS による機能障害評価[3,4]（図1）は、米国脊髄損傷協会（American spinal injury association：ASIA）が1982年に発表し、改訂を重ね、1992年9月に国際脊髄学会（International spinal cord society：ISCoS）の前身である国際パラプレジア医学会（International medical society of Paraplegia：IMSOP）でも承認され、国際基準として認められた評価法です。最新版は2013年7月23日に改訂されています。

1）感覚スコアと感覚レベル

C2〜S4-5 の28の皮膚髄節について検査点（key sensory point）が決められており、左右別々に各 key sensory point の触覚（light touch：LT）と痛覚（pin prick：PP）

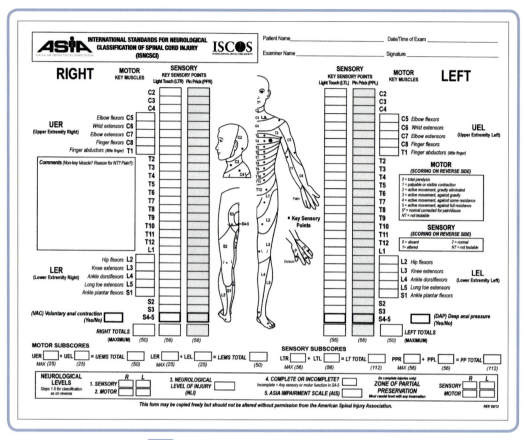

図1 ASIA／ISCoSによる機能障害評価

http://www.asia-spinalinjury.org/elearning/ASIA_ISCOS_high.pdf より引用

を、「0（脱失）」「1（鈍麻もしくは過敏）」「2（正常）」の3段階で評価します。深部感覚の評価はありません。

感覚レベル（sensory level）は、痛覚と触覚の両方が正常である最下位の皮膚髄節となります。

2）運動スコアと運動レベル

上肢（upper extremity：UE）はC5～T1、下肢（lower extremity：LE）はL2～S1で、それぞれ主要髄節の代表筋（key muscle）が決められており、左右別々に各key muscleの筋力（manual muscle test：MMT）を0～5の6段階で評価します。最新版では運動サブスコアとして、運動機能を、上肢筋力の合計（UEMS〔upper extremity muscle〕total）と下肢筋力の合計（LEMS〔lower extremity muscle〕total）で記載する欄があります。

表3 ASIA 機能障害尺度（ASIA impairment scale：AIS）

A（complete）	S4-5 領域の運動・知覚機能の完全喪失
B（sensory incomplete）	損傷レベルより下位の運動は完全麻痺。知覚は S4-5 領域を含みいくらか残存
C（motor incomplete）	損傷レベルより下位の運動機能が残存しており、麻痺域の key muscle の半数以上が筋力3未満
D（motor incomplete）	損傷レベルより下位の運動機能が残存しており、麻痺域の key muscle の半数以上が筋力3以上
E（normal）	運動・知覚機能ともに正常

Ditunno, JF. Jr. et al. The international standards booklet for neurological and functional classification of spinal cord injury. Paraplegia. 32(2), 1994, 70-80. より引用

　運動レベル（moter level）は筋力が3以上である最下位の筋髄節となりますが、その直上の key muscle の筋力は正常であることが条件とされています。

3）神経学的レベル（neurological level of injury：NLI）

　神経学的レベルに関しては、以前は運動機能、感覚機能ともに正常な最下位の髄節となっていましたが、最新版では、運動機能に関しては、その直上の key muscle の筋力は正常である、筋力が3以上の最下位の筋髄節運動レベルと変更されています。NLI を記載する欄も新たにできています。

4）完全損傷（complete）と不全損傷（incomplete）

　S4-5 皮膚髄節（肛門周囲と肛門内）の感覚がなく、かつ外肛門括約筋の随意収縮が不可能であれば完全損傷となり、それ以外は不全損傷となります。神経学的レベルより末端の運動機能や感覚機能がなにかしら認められても、S4-5 領域の運動および感覚機能がどちらも消失していれば完全損傷となるので、間違えないようにしてください。

5）部分的機能残存域（zone of partial preservation）

　完全損傷の場合のみ、神経学的レベルより下位に運動・感覚機能が部分的に残存していれば、運動機能、感覚機能おのおのの最下位の髄節を左右別々に記載します。

6）ASIA 機能障害尺度（ASIA impairment scale：AIS、表3）

　Frankel による重症度分類を改変した重症度スケールになります。Frankel 分類とほぼ同じですが、CとDの運動機能による区別が明確になっています。また、オプションとしてBとCを区別するための non key muscle が提案されています。

表4 Zancolli の上肢機能分類

グループ	機能髄節レベル	残存運動機能	サブグループ	分類
1. 肘屈曲可能群	C5-6	上腕二頭筋 上腕筋	A. 腕橈骨筋機能なし	C5A
			B. 腕橈骨筋機能あり	C5B
2. 手関節伸展可能群	C6-7	長・短橈側 手根伸筋	A. 手関節背屈力弱い	C6A
			B. 手関節背屈力強い Ⅰ 円回内筋・橈側手根屈筋・上腕三頭筋の機能なし Ⅱ 円回内筋機能あり Ⅲ 円回内筋・橈側手根屈筋・上腕三頭筋の機能あり	C6BⅠ C6BⅡ C6BⅢ
3. 手指伸展可能群	C7-8	総指伸筋 小指伸筋 尺側手根伸筋	A. 尺側指完全伸展可能	C7A
			B. 全指伸展可能だが母指の伸展弱い	C7B
4. 手指屈曲可能群	C8-Th1	固有示指伸筋 長母指伸筋 深指屈筋 尺側手根屈筋	A. 尺側指完全屈曲可能	C8A
			B. 全指完全屈曲可能 Ⅰ 浅指屈筋機能なし Ⅱ 浅指屈筋機能あり	C8BⅠ C8BⅡ

Zancolli,E. Surgery for the quadriplegic hand with active, strong wrist extension preserved : A study of 97 cases. Clin Orthop Relat Res. 112, 1975, 101-13. より引用

③ Zancolli の上肢機能分類

Zancolli の上肢機能分類[5]（**表4**）は頸髄損傷者の手の機能再建を目的として作成され、上肢運動機能のみを評価しており、感覚障害に対する評価はありません。筋力評価の基準がないので C5 や C8 の A と B の評価はあいまいになり、また不全麻痺は評価の対象となりません。各髄節で評価する筋肉も ASIA／ISCoS による機能障害評価とは若干異なっており、注意が必要です（**表5**）。

 脊髄横断面でみた特徴的な症候群

① 中心性脊髄症候群

脊髄の中心が傷害され、下肢より上肢に強い麻痺が起こります。高齢者の非骨傷性の外傷性頸髄損傷で多くみられるタイプです。

表5 ASIAとZancolliの運動機能の大まかな対応表

ASIA	C4	C5	C6	C7	C8
Zancolli		C5A〜C6A	C6BⅠ〜C6BⅡ	C6BⅢ〜C7B	C8A〜C8BⅡ

② ブラウン・セカール症候群

脊髄の左右どちらか半分が損傷した場合に起こります。損傷された髄節で同側の全知覚脱失があり、損傷部分より末梢で同側の運動障害と深部感覚障害、反対側の温痛覚障害が認められます。

③ 前脊髄動脈症候群

脊髄の腹側だけが傷害されるため、深部感覚は保たれます。

④ 後脊髄動脈症候群

脊髄の背側だけが傷害されるため、深部感覚が障害されます。

おわりに

脊髄損傷では残存レベルに応じて獲得可能なADLを推測しやすいですが、ゴールに達するためには運動や表在感覚機能だけでなく脊髄損傷由来の多くの要素が関与します。具体的には筋緊張異常、正常機能部位の疼痛、深部感覚障害、自律神経障害（起立性低血圧など）などの問題があります。合併損傷、既往症、年齢、個々の運動能力などの脊髄損傷以外の要素も重要です。実際には障害を総合的に判断してリハビリテーション計画を立て、その回復に応じてゴール設定を見直す必要があります。

（池田篤志）

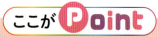

　脊髄損傷の国際基準として認められた神経学的機能の評価法は、ASIA／ISCoSによる機能障害評価です。ASIA／ISCoSによる機能障害評価では、知覚がある程度残存していてもS4～5領域の知覚が残存していなければ、完全麻痺（ASIA機能障害尺度でA）です。損傷レベルより下位のkey mascleの半数が筋力3であれば、ASIA機能障害尺度ではCではなくDです。脊髄横断面でみた障害部位からの特徴的な症候群としては、中心性脊髄症候群、ブラウン・セカール症候群、前脊髄動脈症候群、後脊髄動脈症候群があります。

◆ 引用・参考文献 ◆

1) Frankel, HL. et al. The value of postual reduction in the initial management of closed injuries of the spine with paraplegia and tetraplegia. Ⅰ. Paraplegia. 7（3）, 1969, 179-92.
2) 福田文雄ほか. 改良Frankel分類による頸髄損傷の予後予測. リハビリテーション医学. 38（1）, 2001, 29-33.
3) Ditunno, JF. Jr. et al. The international standards booklet for neurological and functional classification of spinal cord injury. Paraplegia. 32（2）, 1994, 70-80.
4) American spinal injury association ホームページ,（http://www.asia-spinalinjury.org/elearning/ASIA_ISCOS_high.pdf）.
5) Zancolli, E. Surgery for the quadriplegic hand with active, strong wrist extension preserved : A study of 97 cases. Clin Orthop Relat Res. 112, 1975, 101-13.

2 リハビリテーション看護

2 リハビリテーション看護

1 褥瘡予防と皮膚管理

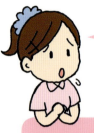

先輩、私、今度、脊髄損傷の患者さんを受け持つことになったんです。でも、実は脊髄損傷のこと、ほとんど知らなくて……。

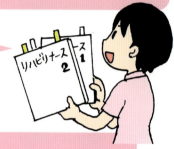

そうよね。回復期リハビリ病棟では、脊髄損傷の患者さん、少ないものね。じゃあ、まず、これを読んでみて。

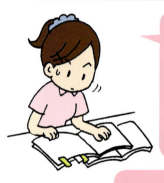

うーん、なるほど……。脳卒中の患者さんとは、障害の背景や評価ツールなどがかなり違いますね。
看護の面で、とくに注意しないといけないことは何ですか？

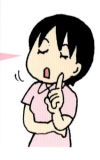

まず、褥瘡予防かしら。よく「予防に勝る治療はない」といわれるけれど、褥瘡にはこの言葉がぴったりね。
それに、リハビリ病棟では、退院後、患者さんが自分で褥瘡予防ができるような自己管理の方法をいっしょに考えていくことが重要なの。

もっと詳しく教えてください！

はじめに

　米国の脊髄損傷データベースによると、褥瘡などの皮膚のトラブルは、再入院の原因として尿路感染に次いで2番目に多いとされています[1]。ほかの合併症に比べて、褥瘡はリハビリテーション治療や社会生活の継続に多大な影響を与えるため、「予防」が重要であることは周知の事実です。本稿では、その「予防」に重点を置いて述べます。

脊髄損傷者の褥瘡の特徴

　脊髄損傷者は、運動障害や感覚障害だけでなく、自律神経の異常による発汗障害や循環障害、痙性による圧迫や摩擦、膀胱直腸障害による失禁などの褥瘡発生のリスクを、多数有することが特徴です。

　頸髄損傷者と腰胸髄損傷者では好発部位が異なります。座位の際、前者は骨盤が後傾しやすいため仙骨・尾骨部に、後者は脊柱起立筋群の機能が保たれているぶん、荷重が集中する[2]坐骨部に多くみられます。

褥瘡予防と皮膚管理のための評価

　褥瘡予防と皮膚管理のためには、以下の3つの視点での評価が重要です。

① 機能障害の評価
　身体的特徴（姿勢、骨突出、殿部の筋萎縮など）や、褥瘡の既往（瘢痕組織など）、膀胱直腸障害による失禁の状況、栄養状態を評価することで、褥瘡のリスクを把握します。

② 日常生活動作の評価
　日常生活動作（activities of daily living：以下、ADL）のなかでは、とくにトランスファーや車椅子駆動、排泄動作、入浴動作の評価が重要です。褥瘡のリスクについて理学療法士や作業療法士と情報を交換し、より安全な動作方法や褥瘡予防用具を選択します。

　座面にかかる圧力が高いことは、褥瘡発生のもっとも大きなリスクの一つです。車椅子

やベッド上などで座面圧力値を測定し、予防のための指標とします。

③ 社会生活への参加制限の評価

退院後の生活の場所や、家族の受け入れ状況について早期から情報収集し、それに応じた実践可能な褥瘡予防や皮膚管理の方法を、患者や家族に指導します。

褥瘡予防と皮膚管理の実際

① ベッド上での褥瘡予防

一般的に、体位変換は2～3時間ごとに行うのがよいとされています。当センターでは、睡眠への影響や介助者の介助負担を考慮して、体位変換の時間延長を検討しています。30分で皮膚発赤が消失すれば健常な皮膚であるとして、2時間で問題がなければ次は2時間半、2時間半で問題がなければ3時間というように、発赤の状態を確認しながら延長していきます。この方法と適切な体圧分散マットレスの使用で、褥瘡の発生はなく、患者や家族にもこの方法を指導しています。

頸髄損傷者は、ヘッドアップ時に身体がずれやすく、仙骨・尾骨部に褥瘡が発生する恐れがあります。また、ヘッドアップ時には痙性を誘発することがあります。痙性によってずれや摩擦が起こるため、枕やクッションを挿入し、座位後には「背抜き」で体勢を整え、ずれを予防します。

② 車椅子上での褥瘡予防

胸腰髄損傷者は活動性が高く、車椅子の乗車時間が長くなるため、乗車時の除圧が重要となります。通常、車椅子上での除圧方法としてプッシュアップが指導されますが、圧迫された組織の酸素量が元に戻るには約2分間の除圧が必要という報告[3]があります。しかし、2分間プッシュアップし続けるというのは、実用的とはいえません。体幹を45°以上前屈する姿勢をとることで、70％程度の除圧が可能[3]といわれているため、当センターではテーブルなどの上に上体を伏せる方法をすすめています。また、体幹を左右どちらかに十分倒すことができれば、倒した側と反対側の殿部を除圧することができます（**図1**）[4]。

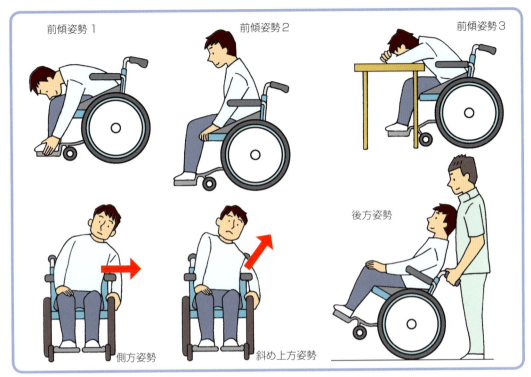

図1 除圧・減圧姿勢

武田正則ほか. 脊髄損傷者における車いす上除圧・減圧姿勢の検討. 総合リハビリテーション. 38 (6), 2010, 563-9. より改変

③ 褥瘡予防具の使用

1) ベッドの場合

　脊髄損傷者の褥瘡予防に、体圧分散マットレスは必須です。マットレスは、ADLの自立度と生活環境を考慮して選択します。自立度が高くなれば、皮膚状態を評価しながら、体圧分散効果の低い（硬い）マットレスに変更し、ベッド上でも動きやすい環境をつくります。当センターでは、体圧分散マットレス使用時の殿部の圧力値を測定した結果などから、体圧分散マットレスの選択基準シート（図2）を作成し、使用しています。

2) 車椅子の場合

　車椅子では、車椅子クッションを使用します。エアクッション（図3）は内部の空気圧によって殿部の座面圧力値が異なるため、調整が必要です。

3) トイレの便座

　胸腰髄損傷者などでトイレの便座に着座して、排泄動作を行う場合は、必要に応じて便座用のクッションを用います（図4）。

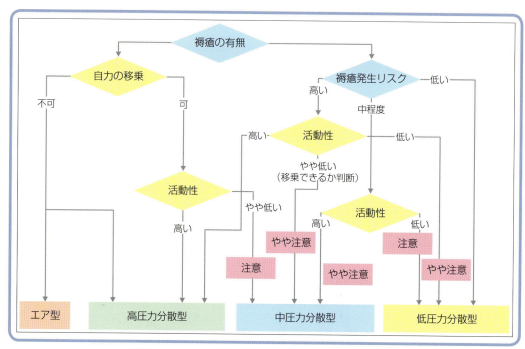

図2 当院の体圧分散マットレスの選択基準シート

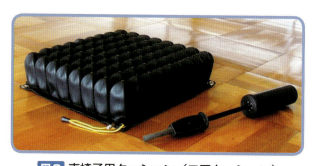

図3 車椅子用クッション（エアクッション）
クッションカバーをかけて使用する。写真右は空気入れで、バルブから空気を入れる。圧の調整は、バルブから空気を抜いて行う。

④ 皮膚管理

　仙・尾骨部と坐骨部の皮膚を、鏡を用いて1日1回は自分でチェックするように指導します（**図5**）。自分でできない場合は、介助者に指導します。

　失禁への対策は、排尿と排便の良好な管理がいちばんですが、それでも生じる皮膚の湿潤には、撥水性のあるクリームの塗布で対応します。また、早期に下着に変更できるように努めます。乾燥に対しては保湿性のあるクリームを塗布し、摩擦による皮膚トラブルを

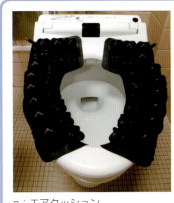 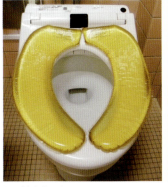 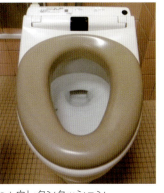

a：エアクッション　　　　b：ゲルクッション　　　　c：ウレタンクッション

図4 便座用クッション

褥瘡の再発予防には、エアクッションやゲルクッションを使用し、予防にはウレタンクッションを使用する。

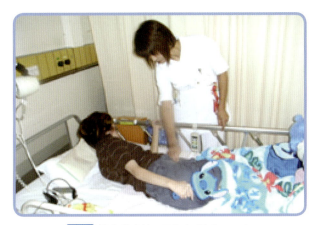

図5 鏡を使用しての皮膚チェック

側臥位になり、手鏡を使用してチェックする。見えにくいときは2枚の鏡を合わせ鏡にしてチェックする。

予防します。褥瘡の既往による瘢痕組織は健常な皮膚に比べて脆弱なため、スキンケアとともに、貼付剤で皮膚保護に努めます。

　脊髄損傷者の熱傷は、感覚の障害のため重度化する傾向にあり、褥瘡と同様に注意が必要です。車椅子上で熱い食べ物や飲み物をこぼしたことによる熱傷や、ストーブやカイロなどによる低温熱傷について指導します。

　また、擦過傷程度の傷でも、放置すると潰瘍化しやすく、陥入爪も容易に爪周囲炎になるので、観察と皮膚ケアを丁寧に行っていくことが重要です。

おわりに

　褥瘡が一度発生すると、治癒までに時間を要すこと、再発を繰り返すことで、ADLの低下を招き、社会・家庭での役割が果たせなくなります。これを回避するためには、褥瘡の知識や予防対策を十分理解できるよう指導し、個々にあった自己管理能力を身につけてもらうことが、私たち医療従事者の果たす役割です。

（石田恭子）

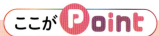

　麻痺の部位にかかわらず、脊髄損傷者は褥瘡発生のリスクが高いため、生活するうえで予防が重要です。それには、自己管理能力を習得できるような、ADLやライフスタイルを考慮した指導が必要です。

◆ 引用・参考文献 ◆

1) Cardenas, DD. et al. Etiology and incidence of rehospitalization after traumatic spinal cord injury : a multicenter analysis. Arch Phys Med Rehabil. 85 (11), 2004, 1757-63.
2) 向井宏ほか. 当院における脊髄損傷患者の坐骨部褥創発生・再発要因. リハビリテーション医学. 29 (9), 1992, 747-50.
3) 立花隆夫ほか. 日本皮膚科学会ガイドライン 創傷・熱傷ガイドライン委員会 (2) 褥瘡診療ガイドライン. 日本皮膚科学会雑誌. 121 (9), 2011, 1791-839.
4) 武田正則ほか. 脊髄損傷者における車いす上除圧・減圧姿勢の検討. 総合リハビリテーション. 38 (6), 2010, 563-9.

2 リハビリテーション看護

2 排便管理

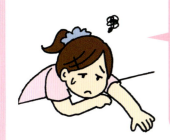

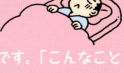

先輩……、受け持ち患者さんのことなんですが、最近、便失禁が続いてしまって、患者さんが落ち込んでるんです。「こんなことで、これから先、どうなるんだろう……」って。

なるほど。それで、あなたはどう答えたの？

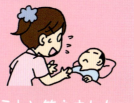

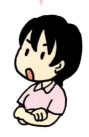

自己管理の方法を身につけて、社会復帰している患者さんがたくさんおられますよね。そのことを伝えて、「どうしたらいいか、いっしょに考えていきましょう」と答えました。

そのとおり！ 便失禁は社会生活を送るうえでもっとも深刻な問題なの。その人にあった排便方法をみつけることが必要なのだけれど、入院中の今こそ、いろいろな方法を試すことができるの。根気よく、繰り返し調整していくことが大切よ。

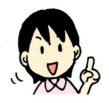

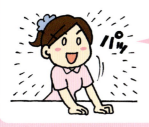

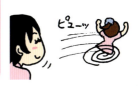

そうですよね！ 患者さんといっしょにがんばります！まずは、排便フローシートをとってきます！

はじめに

　脊髄が損傷すると、受傷後の生活は著しく変化します。車椅子での生活になるかならないかよりも、排便が自立するかしないかが退院後の社会生活の選択に大きな影響を与えます。入院中に排便に関するノウハウを1つでも多く習得し、実践することが重要です。

排便管理の特徴

　完全麻痺の場合、便意を感じなくなり腹圧をかけることができなくなるため、自分での便の排出が困難となります。また、腹部内臓への麻痺の影響や、車椅子での生活による活動量の減少、立位をとらなくなるという姿勢の変化によって、大腸全体の蠕動運動も低下します。

　整腸剤や緩下薬などで便の下降や性状を調整し（ブリストルスケールで3～5段階、**表1**）、座薬や浣腸、摘便などを組み合わせて定期的に排出することで、便失禁やその他の合併症を防ぐことが脊髄損傷の排便管理です。

排便管理のための評価

　排便障害は、機能障害、活動の制限、参加の制限、心理的な問題[1]に分類して考えます。また、受傷前の状況も把握しておきます。受傷前の排便状況を把握することで、今後の排便計画がより個別性のあるものとなります。

① 機能障害

　損傷レベルによる違いでは、脊髄円錐より高位の損傷によるもの（upper motor neuron bowel syndrome：以下、UMNタイプ）と、脊髄円錐もしくは馬尾での損傷によるもの（lower motor neuron bowel syndrome：以下、LMNタイプ）に分けられます。

　UMNタイプは外肛門括約筋の緊張が亢進します。便塊が直腸へ移行する時間が延長し、停滞するために便秘が起こります。排便反射は残存します。一方、LMNタイプは下部大

表1 国際ブリストルスケール

タイプ	形状
1	硬くてコロコロの兎糞状の（排便困難な）便
2	ソーセージ状であるが硬い便
3	表面にひび割れのあるソーセージ状の便
4	表面がなめらかで軟らかいソーセージ状、あるいは蛇のようなとぐろを巻く便
5	はっきりとしたしわのある軟らかい半分固形の（容易に排便できる）便
6	境界がほぐれて、ふにゃふにゃの不定形の小片便、泥状の便
7	水様で固形物を含まない液体状の便

表2 便秘の原因となりうる薬剤（脊髄損傷でよく使われるもの）

抗うつ薬、向精神薬	トフラニール®、トリプタノール®など
抗コリン薬	間欠導尿で管理している人の多くが服用する
筋弛緩薬	痙性などの筋緊張異常に対して服用する。ダントリウム®、リオレサール®など
カルシウム拮抗薬	アムロジピン®、アダラート®など
疼痛に対する薬剤	トラムセット®配合錠、トラマール®、麻薬

腸は弛緩性となり、蠕動は低下もしくは消失します。外肛門括約筋も弛緩するため、便失禁の可能性が高くなります[2]。

麻痺の程度によっても排便障害の状態は異なるので、その評価も重要です（→1章-2「麻痺の分類と評価」参照）。

また、ほかの合併症管理の目的で服用している薬剤が、便秘を助長することがあります（表2）。排便障害という1つの合併症だけでなく、障害全体に目を向ける必要があります。

② 活動の制限

排便を行うには、①移動動作 ②移乗動作 ③更衣動作 ④排便行為動作の獲得が必要です。それぞれの動作の獲得には年齢や性別、体力なども関与しますが、まずは損傷レベル別の残存機能を目安とします。

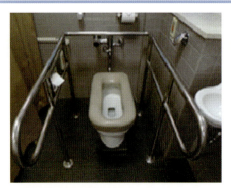
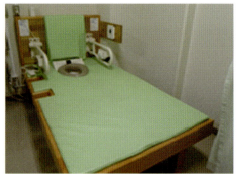

a：バリアフリー便座トイレ　　　　b：埋め込み式の特殊トイレ：座位

図1 改造したトイレ

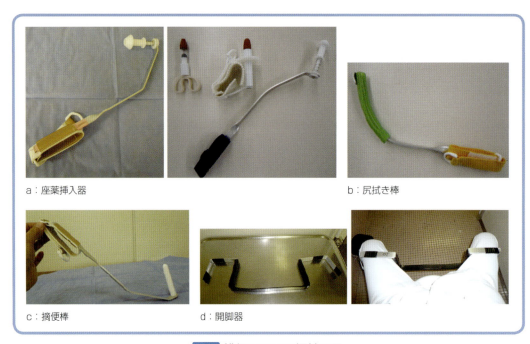

a：座薬挿入器　　　　　　　　　　　　　　　　　　b：尻拭き棒

c：摘便棒　　　　　　　d：開脚器

図2 排便に用いる福祉用具

　C5レベル以上や、褥瘡や起立性低血圧などの座位を妨げる合併症がある場合はベッド上で行います。C6レベルでは、Zancolliの分類でC6BⅠであれば埋め込み式の特殊トイレ（**図1-b**）に前方から移乗ができる可能性がありますが、多くの場合、更衣や排便行為の動作には介助を要します。C6BⅡでは移乗動作や更衣動作が自立する可能性が高く、排便行為動作も座薬挿入器（**図2-a**）や、肛門周囲の清拭のための尻拭き棒（**図2-b**）を使

表3 脊髄損傷の神経学的レベルから見込まれる移乗方法と排便方法

損傷レベル	移乗方法	排便方法	補助道具
C4以上	全介助	●ベッド上 ●埋め込み式特殊なトイレ：臥位	
C5	全介助	●ベッド上 ●埋め込み式特殊なトイレ：臥位	
C5	前方（往復）移乗一部介助	●埋め込み式特殊なトイレ：座位（図1-b）	
C6	前方（往復）移乗自立	●埋め込み式特殊なトイレ：座位（図1-b） ●バリアフリー便座トイレ（図1-a）	●座薬挿入器（図2-a） ●尻拭き棒（図2-b） ●摘便棒（図2-c）
C6	横（側方）移乗一部介助〜自立	●洋式トイレ	●座薬挿入器（図2-a）
C7	横（側方）移乗自立	●洋式トイレ	
C8〜T1	横（側方）移乗自立	●洋式トイレ	

赤居正美編．"脊髄損傷者のトイレの工夫"．脊髄損傷の排便マニュアル．東京, 国立障害者リハビリテーションセンター, 2013, 12, (リハビリテーションマニュアル, 29). より改変

用すれば可能です[3]。C7レベルでは、ほぼ自立で洋式トイレでの排便が可能であるといわれています[4,5]（**表3**）。L3〜L4レベルでは、短下肢装具と杖で歩行が自立しますので[6,7]、トイレへの移乗・移動の動作において、車椅子のスペースを考慮した環境整備が不要となります。

排便の自立度は社会復帰の形態やQOLに大きな影響を与えます[8]。したがって、C6レベル以下では、まずは自立に向けたアプローチを行います。

③ 参加の制限

排便管理のなかで便失禁は、社会生活を送るうえで、もっとも深刻な問題です。一度でも便失禁を経験すると、社会活動への参加に消極的になり、自宅へ閉じこもってしまう人も少なくありません。

建築物のことだけではなく、マンパワーや経済的な状況、利用可能な社会資源の情報を収集します。訪問看護を利用することで、脊髄損傷者自身や介助者の精神的負担を軽減することができます。これらの調整は入院中に行い、訪問看護の活用や職業復帰の際の勤務形態など、社会復帰後の生活をすべて視野に入れた排便管理を検討し、その習得に努めます。これらは、看護師だけでなく多職種で協力して行います。

④ 心理的問題

個々の脊髄損傷者が感じている「便失禁に対する不安や恐怖」「摘便をすることへの羞恥心」などを、十分理解しておく必要があります。

脊髄損傷者 467 例、年齢と性別をマッチさせた健常者 668 例における調査によると、「便失禁が QOL に影響を及ぼしている」と回答したのは、健常者が 8%であったのに対して脊髄損傷者では 62%にもなりました[9]。さらに、慢性期の脊髄損傷者 72 例において排便管理が日常生活に及ぼす影響を調査した研究[10]によると、64.6%が「外出が制限される」、48.8%が「排便管理の難しさと不幸せを感じる」と回答しています。

排便管理の実際

① 患者との情報の共有（排便フローシート）

回復期では、より質の高い社会生活を送ることを目標に掲げ、緩下薬を使用して排便習慣の確立を目指します。個々の障害に適した排便方法と排便習慣を脊髄損傷者自身が把握できるよう、早期から教育を行います。

当院では、脊髄損傷者と医療従事者が排便に関する情報を共有するために作成した「排便フローシート」を用いています（**図 3**）。おもに時間（開始時間、所要時間、頻度）や場所、姿勢、下剤の種類と量、便の性状（ブリストルスケール）や量、合併症の有無を、入院から退院するまで、本人と確認しながら記入します。

日付	開始時間	終了時間	下剤		排便方法	性 状	排便量	場所	姿勢	下剤			備 考
			種類	個数		硬、普通、軟、泥等	中膿盆			種類	個数	時間	

図 3 排便フローシート

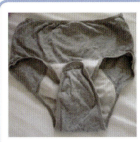
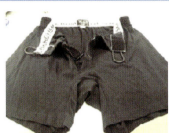
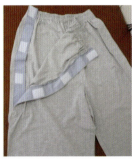
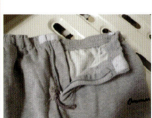

a：産褥パンツ（女性用）
改良パンツではないが、女性に使用する。

b：改良パンツ（男性用）
パンツの前側をペニスが出せる位置まで切り、マジックテープで開閉できるようにする。また、指を引っかけることができるように、切り開いた両側にひもを付ける。

c：改良ズボン
左：手の機能の良い側を切り、マジックテープを付ける。片手でズボンを脱ぐことができる。
右：ファスナーの上げ下ろしができるように、金具に指を引っかけるためのひもを付ける。

図4 着衣の工夫

② 排便動作の獲得

　前述のごとく、損傷レベル別に獲得可能な排便動作を目安にして、年齢・性別や体力、本人の意思を加味しながら、排便管理の確立に努めます。ゴール達成までの過程においては、実際の排便場面で、排便動作の自立を助けるために着衣に工夫したり（**図4**）、福祉用具（**図2**）や改造したトイレ（**図1**）を使用したりします。また、作業療法や理学療法での排便にかかわる動作の向上にあわせて、看護師は介護量を減らしたり、排便の場所を改造したトイレや通常の洋式トイレに変更したりします。

　排便動作の自立を判定するうえで、その所要時間は重要な要素です。一連の排便動作の所要時間（便座への移乗〜排便終了後、車椅子へ移乗するまでの時間）は、疲労や生活時間を考慮して1時間程度を目安にしています。排便の終了は、UMNタイプでは、便塊が出て透明な腸液が出たあと、肛門括約筋が閉まることで判断します。一方LMNタイプは、肛門括約筋が弛緩しているので、それでは判断できません。LMNタイプの排便は、便失禁を最小限にするために、便の性状がやや硬めになるように調整し摘便のみとしますので、終了は便塊が指に触れるか触れないかで判断します。

③ 自律神経過反射の予防

第5～6胸髄より高位の脊髄損傷者は、排便時に自律神経過反射を呈することがあるため注意が必要です。とくに摘便の操作で著明に血圧が上昇する[11]ので、排便前後や排便中には血圧を測定しておきましょう。また、排便後は血圧が低下しやすいため、すぐにはリハビリテーション訓練や入浴などの予定を入れず、スケジュールを調整します。

おわりに

排便管理のゴールは便失禁を最小限にすることです。排便は健康のバロメーターの一つです。自分の生活スタイルに合った排便管理を習得するためには、入院中に経験する便失禁や便秘が非常に貴重な経験であることを理解してもらいながら、根気よく、繰り返し調整することが大切です。脊髄損傷者には社会復帰した後も、排便障害について相談できる窓口を見つけるようすすめています。

社会復帰後も私たち医療従事者の果たす役割は非常に大きく、精神的サポートも含めた良好な排便管理のためには、脊髄損傷者の悩みに丁寧に対応していくことが重要です。

(森安直美)

ここがPoint

脊髄損傷者にとって排便障害は非常に大きな問題です。社会復帰後も、便秘や便失禁、下痢などに対する不安によって行動範囲が制限されているのが現状です。そのため、入院して排便調整をすることはもっとも優先順位の高い事項であること[2]を認識しておく必要があります。脊髄損傷者の排便管理は、退院後のライフスタイルを考慮し、いつ、誰が（介助を要する場合）、どの間隔で、どのような場所や方法で行うかを確立して便失禁をなくすことが重要です。

◆ 引用・参考文献 ◆

1) 穴澤貞夫ほか．"心理検査"．排泄リハビリテーション：理論と臨床．穴澤貞夫ほか編．東京，中山書店，2009，254-63．
2) Krassioukov, A. et al. Neurogenic bowel management after spinal cord injury：a systematic review of the evidence. Spinal Cord. 48（10），2010，718-33．
3) 吉村理ほか．改良 Zancolli 分類による頸髄損傷者の ADL 自立の可能性．広島大学保健学ジャーナル．1（1），2001，73-7．
4) 德弘昭博．"脊髄損傷と脊髄性麻痺"．脊髄損傷：日常生活における自己管理のすすめ．第2版．東京，医学書院，2001，7-10．
5) 赤居正美編．"脊髄損傷者のトイレの工夫"．脊髄損傷の排便マニュアル．東京，国立障害者リハビリテーションセンター，2013，12，（リハビリテーションマニュアル，29）．
6) 中村健．"脊髄損傷：胸・腰髄損傷"．服部リハビリテーション技術全書．第3版．蜂須賀研二編．東京，医学書院，2014，739-48．
7) 鈴木亨ほか．"訓練方法：起立・歩行"．動画で学ぶ脊髄損傷のリハビリテーション．田中宏太佳ほか編．東京，医学書院，2010，60-6．
8) Kim, JY. et al. Management of bowel dysfunction in the community after? spinal cord injury: a postal survey in the Republic of Korea. Spinal Cord. 50（4），2012，303-8．
9) Lynch, AC. et al. Bowel dysfunction following spinal cord injury. Spinal Cord. 39（4），2001，193-203．
10) Han, TR. et al. Chronic gastrointestinal problems and bowel dysfunction in patients with spinal cord injury. Spinal Cord. 36（7），1998，485-90．
11) Furusawa, K. et al. Autonomic dysreflexia during a bowel program in patients with cervical cord injury. Acta Med Okayama. 61（4），2007，221-7．

2 リハビリテーション看護

3 排尿管理

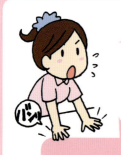

先輩、相談にのってください！

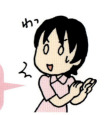

急にどうしたの？

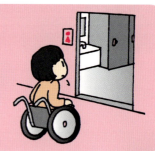

受け持ち患者さんの排尿のことなんですが、退院後は職場復帰したいそうなんです。ご自宅のトイレは改修するので対応できそうなんですが、それ以外のトイレを使う場合、どうしたらいいんでしょう？

なるほど。それはむずかしい問題ね。患者さんの排尿パターンは確立しているの？

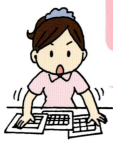

排尿日誌に記入中です。尿漏れが少しある状況なので、導尿時間を工夫していこうと思います。

まずそれが先決ね。そのうえで、セルフケアの獲得には患者さんの状況にあったいろいろな工夫が考えられるわ。職場のトイレ環境や協力体制も確認しておきましょう。

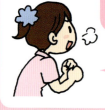

わかりました！

排尿管理の特徴

脊髄損傷者の排尿管理の目標は、上部尿路（腎）機能の保護、尿路感染などの尿路合併症の予防、および尿禁制の獲得です[1]。腎機能を保護し生命を維持していくとともに、尿失禁に対応することで QOL（生活の質）の向上を図ります。

排尿障害の評価

ここでは排尿障害を、機能障害、活動の制限、参加の制限、心理的な問題に分類して考えます。

① 機能障害

機能障害に対しては、尿流動態検査による下部尿路機能、排尿量や残尿量、尿失禁などの状態、尿路系にかかわる合併症（尿路感染、尿路結石、自律神経過反射など）などを評価して、上肢機能を中心とした神経学的所見とあわせて排尿管理方法を選択する材料とします。

神経学的所見は American spinal injury association（ASIA）の機能障害評価尺度で評価を行い、さらに頸髄損傷の場合は Zancolli の機能分類で上肢の機能を評価しておきます（1章-2「麻痺の分類と評価」、p.20）。男性は C6 BⅠレベル以下、女性では C6 BⅢレベル以下で、清潔間欠自己導尿（clean intermittent catheterization：以下、CIC）の動作獲得の可能性があるといわれています[2]（図1）。

解剖学的な違いによって、男性に比べて女性は難易度が高くなります。また、CIC はいくつかの操作手順を把握する必要があるので、知的レベルや意欲なども大きく影響します。

② 活動の制限

排尿を行うには、①移動動作 ②移乗動作 ③更衣動作 ④排尿行為動作 ⑤片付けの動作の獲得が必要となります。ベッドや車椅子、トイレでのこれらの動作を評価し、排尿方法を選択する際の参考にします。

③ 参加の制限

排尿の場合、家庭での住環境は大きな問題となることはほとんどありません。しかし職

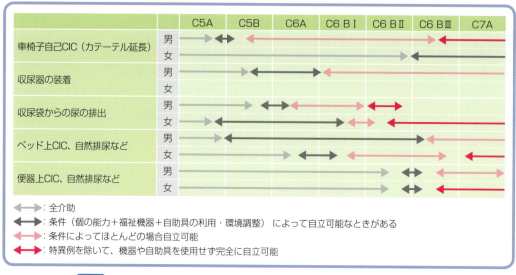

図1 頸髄損傷の場合の排尿（管理）におけるレベル別ADL到達度

細谷実ほか．"疾患・障害別作業療法技術"．図解 作業療法技術ガイド：根拠と臨床検査にもとづいた効果的な実践のすべて．石川齋ほか編．第2版．東京，文光堂，2003，514．より改変

業復帰の可能性のある脊髄損傷者の場合は、職場環境を調べておく必要があります。設備だけでなく、排尿を行う時間帯の調整も必要です。そのため、職場の人にも排尿障害を理解してもらえるよう努めます。

④ 心理的問題

今まで無意識に行っていた"排尿"が、受傷後には"医療器具などを介して行う方法"に一変してしまったことが、脊髄損傷者の自尊心を傷つけていると報告されています[3]。また、自らの身体に管を入れるというCICの方法は、非常に大きな驚きや絶望、不安、恐怖をともないます[3]。したがって、その導入には心理的ケアによって信頼関係を築くことが不可欠です。CICの指導は、その必要性を十分に説明した後、全身状態や残存機能、リハビリの進捗状況、心理状況に基づいた個別の計画に沿って丁寧に進めることが大切です。

尿失禁への悩みや制約、尿路感染や膀胱機能悪化の心配が少ないほど、脊髄損傷者のQOLは向上するとされています[4]。したがって、「良好な排尿管理」こそが心理的問題へのアプローチの第一歩といえます。そのなかで、個々のニーズを把握していくとよいでしょう。

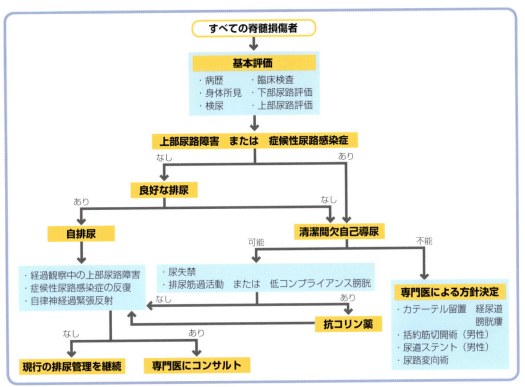

図2 脊髄損傷における排尿障害の診療アルゴリズム

日本排尿機能学会，日本脊髄障害医学会．脊髄損傷における排尿障害の診療ガイドライン．東京，リッチヒルメディカル，2011，2．より改変

排尿管理の実際

『脊髄損傷における排尿障害の診療ガイドライン』（図2）に沿って管理していきます[5]。不全損傷の場合は、症候性尿路感染および上部尿路障害がなく、ガイドラインで示されている「良好な排尿」と判断されれば自排尿とします。それ以外の不全損傷や完全損傷では、自己か介助でのCIC管理をします。

ここでは、自助具や環境調整が必要とされる頸髄損傷者の自己CICの指導について述べます。

① 排尿パターンの確立

転院前の排尿管理状況など、情報収集を行います。また当院では、脊髄損傷者と医療従事者が情報を共有するために、排尿日誌を使用しています（図3）。

月日	日時	飲水量(mL)	自尿(mL)	導尿(mL)	備考（尿漏れ・自律神経過反射）
○/○	1:00		（−）	100	
	5:00		（−）	250	尿漏れ（50g）、自律神経過反射（＋）
	7:00	200			尿漏れ（−）
	9:00	100	（−）	350	尿漏れ（20g）
	12:00	150			
	13:00		（−）	550	尿漏れ（100g） 自律神経過反射（＋）、頭痛・灼熱感（＋）
	17:00	200			バップフォー内服開始
	21:00	100		400	尿漏れ（−）、自律神経過反射（−）
合計		750		1,650	1,650mL+170mL（尿漏れ量）＝1,820mL（1日の総尿量）

図3 排尿日誌（記入例）

少なくとも3日以上連続した記入結果で、飲水する時間や、導尿時間を調整する。自律神経過反射のある場合は、すぐに導尿する。

　膀胱の蓄尿機能を考慮し、1回の導尿量が400mL以内になるように導尿間隔と飲水量を調整します[6]。膀胱の過伸展は、膀胱の粘膜の感染防御機構の破綻や膀胱尿管逆流症を生じ、第5、6胸髄より高位の損傷では自律神経過反射も誘発するからです。最初の2〜3日は、飲水量を1,000mL程度[6]に制限し、2〜4時間ごとの導尿として、失禁や1回導尿量、自律神経過反射の症状を観察します。

　尿道カテーテル留置で転院してきた場合は、抜去する前に4時間ごとの尿量を記録すると、導尿時間や回数の参考になります。利尿作用のあるカフェイン飲料などを摂取した場合は導尿回数を増やすように指導します。また、頸髄損傷者は臥床すると短時間で尿がたまるので[7]、多くの場合、夜間は間欠式バルーンカテーテルを併用します。

② 排尿セルフケアの獲得

　介助による清潔間欠導尿からCICへの移行は、起立性低血圧の症状が緩和し、30分間程度の座位ができるようになったら指導を開始します。脊髄損傷の書籍[8]と、当院で作成したパンフレットで説明した後、実際に介助でCICを行いながら指導します。CICの一連の動作をいくつかに分け、それぞれの練習を繰り返します。

　同時に、作業療法士と自助具の準備や環境調整を行います（図4〜9）。女性は鏡で尿道を確認する作業などが必要なためベッド上か便座上で、男性は車椅子上でのCICを目標とします。

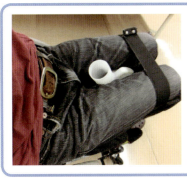
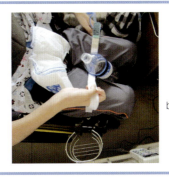

a: 尿器を大腿にベルトで固定

b: 尿器の代わりにペットボトルを使用。大腿に挟み、ベルトで固定

図4 尿器の固定

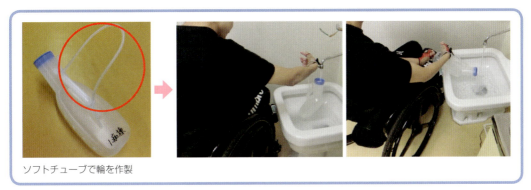

ソフトチューブで輪を作製

図5 尿の廃棄

頸椎損傷者で尿器の取っ手を使用できない場合は、ソフトチューブで輪を作製し、その輪に手をひっかけて尿を廃棄する。

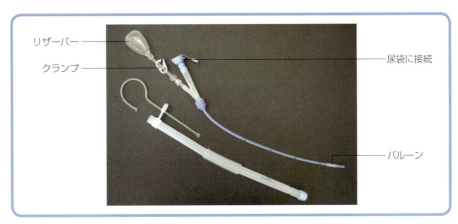

リザーバー
クランプ
尿袋に接続
バルーン

図6 間欠式バルーンカテーテル

夜間に尿量の多い場合や外出時CICが難しい場合に使用する。

2 リハビリテーション看護
3 排尿管理

リハビリナース別冊 45

a：延長チューブの作り方

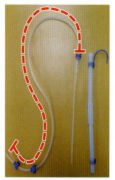
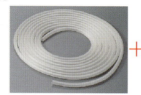
市販のソフトチューブ
トイレ用：60～70cm
尿器用：20～30cm

キャップ先端をカットすると簡単にチューブを通せる
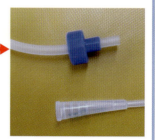

セルフカテーテルのキャップをカットして、その穴にソフトチューブを通し、尿器や便器までの長さを延長する

b：延長チューブの先端を尿器や便器に固定する

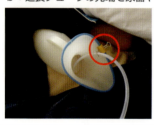
①尿器にクリップをつけたタイプ
延長チューブをクリップの穴に通して固定

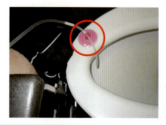
②吸盤の穴に延長チューブを通すタイプ

図7 車椅子で導尿する場合の工夫

延長チューブを使用することで、便器に尿を廃棄しやすくする。

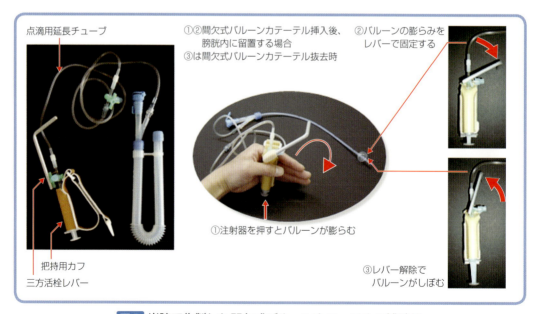

図8 当院で作製した間欠式バルーンカテーテルの補助具

頸髄損傷者は市販の間欠式バルーンカテーテルのカフの操作が困難なので、注射器と三方活栓を使用した補助具を作製している。注射器を押すと簡単にバルーンが膨らみ、レバーでとめ、膀胱内に留置できる。（注射器と把持用カフ、三方活栓にアルミバー、延長チューブを使用したタイプ）

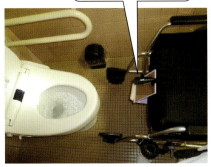
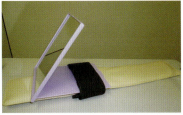
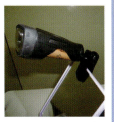

便座に移乗して導尿をするときの明かりと鏡の固定例

クリップ式で角度が自由に変更できる懐中電灯と鏡を組みあわせて使用する

鏡をゴムベルトで板に固定して、板の部分をマットの下へ差し込む

懐中電灯のクリップつき。角度が自由になるので尿道に焦点をあわせることができる

図9 女性用クリップ式の懐中電灯と鏡

③ 排尿管理の確立

　CICでの排尿管理を確立するためには、複雑な手技や動作だけでなく、尿失禁や尿路感染の予防、飲水制限などの医学的知識も習得する必要があります。そのため、排尿管理の目的や必要性を理解していても、前向きに取り組むことができず、挫折しそうになる患者もいます。このような場合は、本人のペースに合わせて目標を細分化したり、作業療法士などの他職種と情報を共有して訓練の一環として取り組んだりします。また、CICで排尿管理が自立した方の経験談から、他者に依存しないで排尿ができる喜びや満足感、社会参加の拡大の可能性を感じていただくのも有効です（ピアサポート）。自身と同じ脊髄損傷者の一言によって、非常に前向きに取り組むことができるようになる方がいます。このように、個々の脊髄損傷者に適したアプローチ方法を模索しながら、排尿管理の確立に努めます。

　脊髄損傷者は健康を維持するために、入院中はもちろん社会復帰した後も、排泄管理に関して並々ならぬ努力をしています。看護師は「そのことを知っている一番の理解者であること」「温かく見守りながら応援していること」を脊髄損傷者に伝えておきます。このことは、脊髄損傷者が社会生活をするうえで大きなエネルギーになります。

おわりに

　神経因性膀胱に対する診断と治療の進歩によって、脊髄損傷者の尿路感染症による死亡率は飛躍的に低下しました。しかし、今でも初回のリハビリ医療での排尿管理が適切でないため、有熱性の尿路感染を繰り返す脊髄損傷者は存在します。日常の排尿管理においてもっとも接することが多いのは看護師です。脊髄損傷者の「生命の維持とQOLの向上」を達成する過程において、私たちが重要な役割を担っていることを認識しておく必要があります。

（石原明美）

ここがPoint

　脊髄損傷者の排尿障害は、おもに神経因性膀胱（機能障害）と麻痺に基づく排尿動作の障害（活動の制限）から成ります。治療は、精神状態や家族の介護力、生活環境などの問題も考慮しながら、多職種によるチームアプローチを行います。

◆引用・参考文献◆

1) 柿崎秀宏．特集：慢性期脊髄損傷者における排尿障害の診療ガイドライン．排尿障害プラクティス．13（2），2005，47．
2) 細谷実ほか．"疾患・障害別作業療法技術"．図解 作業療法技術ガイド：根拠と臨床検査にもとづいた効果的な実践のすべて．石川齋ほか編．第2版．東京，文光堂，2003，514．
3) 石原明美．慢性期脊髄損傷者の清潔間欠自己導尿の体験．第46回日本看護学会論文集：慢性期看護．2016，182-3．
4) 小林裕美．脊髄損傷者の排尿管理に関する在宅医療ニーズ：交通事故障害に起因する在宅医療の調査・研究．在宅医療助成公募終了報告書．2007，16．
5) 日本排尿機能学会，日本脊髄損傷医学会．脊髄損傷における排尿障害の診療ガイドライン．東京，リッチヒルメディカル，2011，2．
6) 柿崎秀宏ほか．慢性期脊髄損傷者における排尿障害の診療ガイドライン．58-61．https://www.jascol.jp/member_news/2009/files/news_090123.pdf（2017年1月閲覧）．
7) Kilins, S. et al. Diurnal variation of antidiuretic hormone and urinary output in spinal cord injury. Spinal Cord. 1999, 37（5），332-5．
8) 徳弘昭博．脊髄損傷：日常生活における自己管理のすすめ．第2版．東京，医学書院，2001，235p．

2 リハビリテーション看護

4 嚥下障害

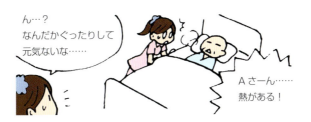
ん…？
なんだかぐったりして元気ないな……

Aさーん……
熱がある！

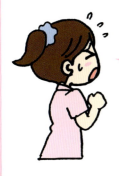
先輩、頚髄損傷のAさん、ぐったりしていて発熱もあるようです。

誤嚥性肺炎かもしれないわね。食事の際にむせたりは？
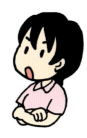

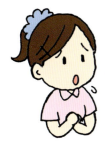
なかったんです。不顕性誤嚥かもしれないです。すぐにドクターに報告してきます！

そうね、お願い。こっちも準備しておきます。
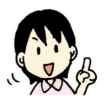

はじめに

　脊髄損傷における嚥下障害に関する研究はほとんどありませんが、実際の臨床現場ではたびたび遭遇する問題です。

　ここでは、とくに頸髄損傷の嚥下障害について説明します。頸髄損傷者は、頸椎の手術の影響や、呼吸筋の麻痺による呼吸機能の低下により誤嚥物や痰が喀出困難になること、頸椎を伸展位に固定され誤嚥しやすいポジションになること、顎引き位（C1/2での屈曲）で咽頭腔が狭くなることで嚥下しにくいポジションになることなどの要因により、嚥下障害を起こすことがあります。嚥下障害は、窒息や誤嚥、体重減少、脱水を引き起こすため、適切に評価および治療がなされるべき障害です。

頸髄損傷者の嚥下障害のリスク

　Kirshblumらは、外傷性脊髄損傷の急性期の患者187人中42人（22.5％）に嚥下障害を疑う徴候や症状が確認され、そのうち31人（73.8％）が嚥下造影検査（videofluoroscopic examination of swallowing：以下、VF）で誤嚥が認められたと報告しています[1]。また、頸椎前方固定術、気管孔造設術と人工呼吸器管理、高齢の3つが、嚥下障害を予測する因子であったとし、とくに気管孔造設術と頸椎前方固定術の両手術を受けた患者の48％が嚥下障害を発症したと報告しました[1]。

　Bellamyらは、頸椎後方固定術を受けた患者は頸椎前方固定術よりも、肺合併症と術後感染の発症率がわずかに減少すると報告しました[2]。気管孔造設については、声門下圧がかからないため、嚥下に不利にはたらくことがあるとの報告があります[3]。また、頸髄損傷では頭部外傷の合併が多く、脳挫傷や脳出血などが併発した場合、嚥下障害を引き起こす可能性があります（表1）。

表1 頸髄損傷者の嚥下障害を予測する因子

頸椎術後（前方固定術＞後方固定術）
気管孔造設術
人工呼吸器装着
高齢
受傷原因による脳挫傷などの併発

頸髄損傷者の嚥下障害の特徴

① 嚥下障害がある頸髄損傷者の嚥下造影検査の所見

　当院で2010年4月〜2016年10月までに、言語聴覚士が介入しスクリーニングを行った後、嚥下造影検査を施行された頸髄損傷者40名の検査結果を報告します。

　40名中14名（35％）に誤嚥の所見を認め、そのうちの12名（86％）が不顕性誤嚥（むせのない誤嚥、サイレントアスピレーション）でした。咽頭に食物の残留を認めた患者は、28名（70％）でした。頸髄損傷の嚥下障害のある患者は、むせのない誤嚥があることを認識しておく必要があります。また食物が咽頭に残留することは誤嚥や窒息のリスクとなります。この誤嚥や食物残留を認めた患者は、食形態の変更や、水分のとろみ付けを行うことにより誤嚥が防止され、食べる姿勢や頭頸部のポジショニングを変更することで、誤嚥や咽頭の食物残留が改善する所見を認めています。

　また、合併症の呼吸障害と自律神経障害を把握しておくことも重要です。呼吸障害により、痰の自己喀出ができない患者は吸引や咳の介助が必要となります。自律神経障害により血圧の変動があり、とくに食事中に血圧の低下を認める場合は、誤嚥や窒息のリスクとなります（**表2**）。

② 頸髄損傷者の呼吸障害

　頸髄損傷により、四肢麻痺が生じると肋間筋（Th1〜12）麻痺が起こり、呼吸は横隔膜（C3〜5）のみになり、肺活量は30〜50％に減少します。また、腹筋群や肋間筋群などにより予備呼気量が低下し、咳嗽に必要な呼気流速を高めることができず、喀出能力が著しく障害されるため、痰や誤嚥物の自己喀出が困難になります[4]。

　損傷の部位によって、**表3**のような症状がみられます[5]。

表2 頸髄損傷者の嚥下障害の特徴と評価と対策

	頸髄損傷の嚥下障害の特徴	評価・スクリーニング	対策
1	むせのない誤嚥	SpO₂ モニター 頸部聴診 反復唾液嚥下テスト 改訂水飲みテスト 嚥下して飲みにくさがないか確認 嚥下内視鏡検査 嚥下造影検査	食形態の変更 水分のとろみ付け 体位・頸部のポジショニング 交互嚥下など
2	咽頭に食物残渣の残留		
3	姿勢や頭頸部のポジショニングの影響が大きい		
4	呼吸機能障害を合併し、誤嚥したものを自己喀出できない	呼吸機能検査 咳のピークフロー	吸引 排痰・咳介助
5	自律神経障害（自律神経過反射・起立性低血圧・便秘など）	血圧測定	安静 排便・排尿コントロール

表3 頸髄損傷部位と呼吸障害に影響する麻痺

損傷部位	呼吸障害に影響する麻痺
C5〜Th1	四肢麻痺
C2〜4	四肢麻痺、脊髄内呼吸中枢麻痺、横隔膜機能障害が起こると舌咽頭呼吸となる
C1	上記に下位脳神経障害と頸部筋の麻痺が加わる

嚥下障害の評価・検査

　嚥下障害を疑う症状には、食べにくさ、飲み込みにくさ、食事時間の延長（30分以上）、食事後の発熱、窒息感、口腔内貯留、湿性嗄声、咳などがあります。嚥下障害が疑われたら、簡単なスクリーニングを行い、言語聴覚士や嚥下チームへ相談しましょう。嚥下造影検査や嚥下内視鏡検査は、嚥下障害を客観的に評価し、不顕性誤嚥を明らかにし、さらには安全な嚥下方法を検討できるため有用です。また、嚥下障害の経時的評価や治療方針の決定にも有用です。

① 反復唾液嚥下テスト[6]

　反復唾液嚥下テスト（repetitive saliva swallowing test：RSST）の方法は、まず、人指し指と中指で甲状軟骨を触知し、30秒間に何回随意的な嚥下が行えるかを数えます。触

表4 MWST 評価基準

1	嚥下なし、むせる and/or 呼吸切迫
2	嚥下あり、呼吸切迫
3	嚥下あり、呼吸良好、むせる and/or 湿性嗄声
4	嚥下あり、呼吸良好、むせなし
5	4 に加え、反復嚥下が 30 秒以内に 2 回可能

日本摂食嚥下リハビリテーション学会医療検討委員会. 摂食嚥下障害の評価【簡易版】2015. 日本摂食嚥下リハビリテーション学会ホームページ. より引用

診と聴診器での嚥下音の確認を併用すると評価が正確になります。喉頭隆起が完全に中指を乗り越えた場合に 1 回と数え、30 秒間に 3 回未満の場合は嚥下の問題ありとします。誤嚥症例を同定する感度は 0.98、特異度は 0.66 と報告されています。

② 改訂水飲みテスト[6]

改訂水飲みテスト（modified water swallowing test：MWST）は、3mL の冷水を嚥下させて誤嚥の有無を判定する検査です。水は舌背には注がずに、必ず口腔底に入れてから嚥下させます。評点が 4 点以上であれば最大でさらに 2 回繰り返し、もっとも悪い場合を評点とします。カットオフ値を 3 点とすると、誤嚥の有無判別の感度は 0.70、特異度は 0.88 とされています（**表4**）。

③ 頸部聴診[7]

水飲みテストや摂食場面において気軽に行うことができ、誤嚥や咽頭残留がわかることがあります。聴診を行う場所は喉頭の下方とし、嚥下時の喉頭挙上運動を妨害しない場所（輪状軟骨直下気管外側）で行います。ゴクンという音（嚥下音）と嚥下の成功は必ずしも一致しているわけではありません。また嚥下前後の呼吸音を聞くことが重要で、嚥下後にゴロゴロ音などが呼吸音に混じるなど変化があれば咽頭残留や誤嚥を疑います（**図1**）。

④ 動脈血酸素飽和度（SpO_2）

摂食時に SpO_2 をパルスオキシメータでモニターする方法も有効です。摂食前の SpO_2 の値よりも、摂食中に 3％以上の低下を認めた場合は誤嚥を疑いましょう。

⑤ 嚥下と呼吸のパターン

嚥下と呼吸がどのようになっているか確認しましょう。嚥下と呼吸の関係は、呼息－嚥下－呼息、呼息－嚥下－吸息、吸息－嚥下－呼息、吸息－嚥下－吸息の 4 つのパターンに

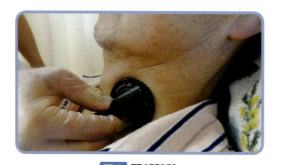

図1 頸部聴診
嚥下前後の呼吸音、嚥下音を確認。

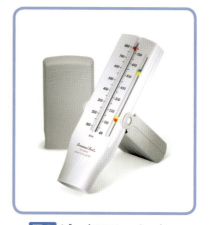

図2 ピークフローメーター
（画像提供：フィリップス・レスピロニクス）

分けることができますが、嚥下後に吸息になるパターンは注意が必要です。呼吸機能障害がある頸髄損傷者は、嚥下後に息が苦しくなり、嚥下後吸息になり、口腔内・咽頭にある残留食物を吸う息によって誤嚥する場合があります。嚥下後は息を吐くように指導することが重要です。

⑥ 咳のピークフローと呼吸機能検査

咳のピークフロー（cough peak flow：CPF）の方法では、まず、可能であればCPFを測定しておきます。CPFは患者の気道分泌物を喀出する能力の指標であり、12歳以上の指標では、平常時160L/分、上気道炎や誤嚥時は270mL/分あれば気道分泌物や異物を喀出できます[8, 9]。これ以下では、咳介助をしなければ、気道感染や呼吸困難に陥りやすくなります。山川らは、呼吸（肺）機能検査で1秒量が1L以下の場合、咳による喀出が困難で、吸引が必要になるとしています[10]。呼吸筋・横隔膜の麻痺がある患者は、臥位から座位になるにつれ肺活量が減り、SpO_2の低下を認め、また咳嗽力が落ちるので注意が必要です（図2）。

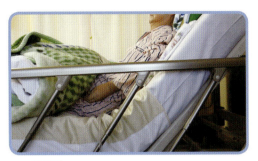

図3 ベッドをギャッチアップして、角度45°に設定

ケアの実際

① 全身状態のチェック

まずは体調面のチェックをします。食後に発熱があるようであれば、これまでの摂食嚥下条件の再設定が必要です。また、頸髄損傷者は、排便や入浴などの処置後は、血圧が安定せず、本人の疲労感の訴えが強いこともあるので、全身状態を確認します。

② 体位・頸部のポジショニング [11]

1）体位（体幹角度調整）

床面に対する体幹の角度を調整することによって食べ物を送り込みやすくし、誤嚥を軽減または防止することができます。誤嚥のリスクが低い30°仰臥位（床面から30°上体を起こした姿勢）で、まずは摂食を開始することが推奨されています。また頸髄損傷者の体力や、呼吸状態・血圧などを確認して、食事の間、その体位を維持することが可能かどうかをチェックしましょう。注意点としては、体位によっては頸部や身体全体の筋肉に緊張が出て嚥下が不安定になり、頭頸部の（過）伸展をまねき、舌根沈下による呼吸障害が出るなどにより嚥下が悪化するケースもあります。したがって、本人が嚥下しやすい状態かどうかを評価し、評価が困難な場合はVFなどが必要です。初回の食事開始のときは体幹角度を30°か45°に設定します（図3）。

2）頸部ポジショニング

頭頸部が伸展していると咽頭と気道が直線になり、気道が開いて誤嚥しやすくなります。頭頸部を屈曲すると、喉頭と気管に角度がついて誤嚥しにくくなります。患者によって安

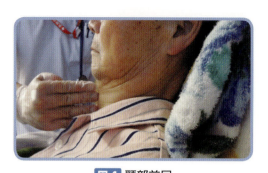

図4 頸部前屈
顎先から胸骨上縁の距離が3〜4横指となるように。

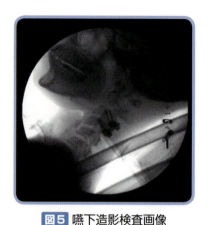

図5 嚥下造影検査画像
過剰な前屈・顎引き位により咽頭腔が潰れ、嚥下ができない状態。

静時の頸椎のカーブや喉頭と頸椎の位置関係などが異なっているので、患者ごとに最適な角度を検討します。なお、頸部の可動によるめまいやしびれの出現に注意が必要です。

　頭頸部の前屈は「顎を引いてください」というよりも、「おへそを覗き込むようにしてください」という指示を出し、頭頸部をゆるやかに屈曲させます。枕を使用して顎先から胸骨上縁が3〜4横指の距離になるようにします（図4）。一度嚥下をしてもらい、嚥下しにくさがないかを確認します（過度な顎引き位になっていると舌骨や喉頭の挙上を阻害し喉がつまり、嚥下できないことがあります、図5）。頸部の筋力低下があり、頸部のポジションが取れない、または維持できない患者には、頸椎カラーや首枕などを装着して安定させることが有効な場合があります[12]。

③ 頸部聴診

　頸部聴診をして、痰が喉に残っていないか、唾液などの誤嚥がないか確認します。経口摂取前にゴロゴロ音があれば、喉に痰がある可能性があるため吸引しましょう（図1）。唾液でむせたり呼吸音の変化があれば、初回の経口摂取のときは、水分にとろみをつけるようにしましょう。

④ 摂食時のチェック

　摂食時、自力で摂取できるか、または介助が必要か確認しましょう。自力で摂取する場合、食べ物を口の中までスプーンや箸で運べているかどうか、食べ物を吸い込んでいないかを確認しましょう。介助摂取の場合は、スプーンを口に対して正面から入れて舌背に置き、口唇が閉じてから斜め上に向かってスプーンを抜きます。嚥下と呼吸のパターンも確

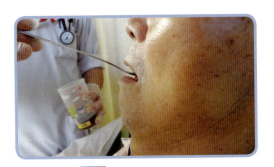

図6 スプーン介助①
正面からスプーンを入れ、舌背に置く。

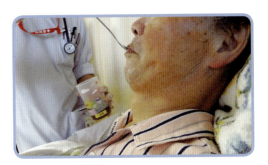

図7 スプーン介助②
口唇を閉じてもらい、スプーンを斜め上に引き抜く。

認し、SpO_2の低下がないかを確認します。また時々発声させながら、咽頭に食べ物が残留していないかどうか確認しましょう（図6、7）。

⑤ 内服薬

内服薬は、うまく飲み込めず咽頭に残ったり食道に残留したりすると粘膜潰瘍などを起こすため、注意が必要です。主治医に確認し、可能であれば食前や食事中に内服するようにしたり、口腔内崩壊錠への変更や、簡易懸濁法を活用したりします。

⑥ 食後のチェックポイント

便秘傾向であったり、消化管の蠕動が弱かったりする患者は、食道の蠕動も弱く、食道に食べ物が残留したり、胃から食道への逆流を起こすことがあるため、食後30分は横にならないように指導します。食後に水分やゼリーなどを摂取することで食道の残留を除去できる可能性があります。頸髄損傷者では、消化管の蠕動が弱い患者が多いので、便秘にならないように排便コントロールが必要です。

おわりに

嚥下障害に対するゴールは、肺炎を予防し、口から食べることの楽しみを保つことです。患者の医療ケアに携わるすべての人々（医師、看護師、理学療法士、作業療法士、言語聴覚士、管理栄養士、薬剤師）が、誤嚥・肺炎の予防を重要視し、協力し合いましょう。看護師は食事介助をする場面が多く、嚥下障害に直面することも多く不安になりますが、他職種と連携し、評価を行いながら、段階的に経口摂取を進めていきましょう。とくに体位

や頭頸部のポジショニングが重要です。

　経口摂取は、患者にとって重要な QOL の一つです。ぜひ、適切にかかわっていけるようにしてください。

（渡邉浩司・村上達郎）

> **ここがPoint**
>
> 頸髄損傷者は、体勢や頭頸部の位置により、嚥下がしにくくなったり、血圧の変動や呼吸機能の低下などが起こったりするので、スクリーニングを行い食べやすいポジショニングをとることが重要です。

◆ 引用・参考文献 ◆

1) Kirshblum, S. et al. Predictors of dysphagia after spinal cord injury. Arch Phys Med Rehabil. 80 (9), 1999, 1101-5.
2) Bellamy, R. et al. Respiratory complications in traumatic quadriplegia Analysis of 20 years' experience. Journal of Neurosurgery. 39 (5), 1973, 596-600.
3) Eibling, DE. et al. Subglottic air pressure：a key component of swallowing efficiency. Ann Otol Rhinol Laryngol. 105 (4), 1996, 253-8.
4) 時岡孝光．急性期からの呼吸リハビリテーション：頸髄損傷．臨床リハ．12 (5), 2003, 417-22.
5) 前田稔．"脊髄外傷"．神経内科ハンドブック 鑑別診断と治療．第 4 版．東京，医学書院，2010, 664-71.
6) 日本摂食嚥下リハビリテーション学会医療検討委員会．摂食嚥下障害の評価【簡易版】2015．日本摂食嚥下リハビリテーション学会ホームページ．
7) 藤島一郎編．症状とスクリーニング．よくわかる嚥下障害．改訂第 3 版．大阪，永井書店，2012, 91-105.
8) Bach, JR. et al. Criteria for extubation and tracheostomy tube removal for patients with ventilatory failure. A different approach to weaning. Chest. 110 (6), 1996, 1566-71.
9) 日本リハビリテーション医学会監．"患者評価"．神経筋疾患・脊髄損傷の呼吸リハビリテーションガイドライン．東京，金原出版，2014, 29-31.
10) 山川梨絵ほか．排痰能力を判別する cough peak flow の水準－中高齢患者における検討－．人工呼吸．27 (2), 2010, 260-6.
11) 日本摂食嚥下リハビリテーション学会医療検討委員会．訓練法のまとめ（2014 年版）．日摂食嚥下リハ会誌．18 (1), 2014, 55-89.
12) 村上達郎ほか．頸椎カラー装着により経口摂取可能となった高位頸髄損傷者の一例．第 22 回日本摂食嚥下リハビリテーション学会学術大会抄録集．2016, 284.

2 リハビリテーション看護

5 食事動作

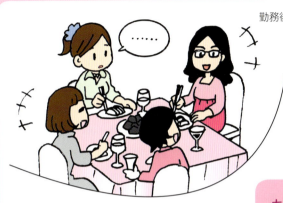
勤務後の食事会で……

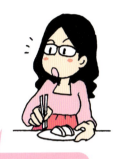
あら、どうしたの？
箸がすすんでないじゃない。

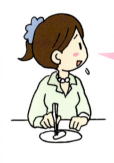
今日、食事介助をしたんですが、患者さん、ぜんぜん楽しそうじゃなかったなと思って。

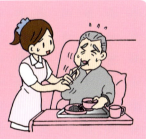

そうね。食事はただの栄養補給じゃないもの。もっと食べる楽しさを感じられる援助のしかたを考えなくてはね。

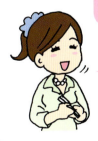
はい！

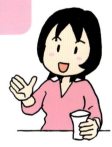

はじめに

　食事は、生命を維持し活動するために必要な栄養素を摂る行為です。そこに楽しみや喜びを感じるのは、人としての本能です。介助を受けずに食べたい物を、食べたい量と順番で摂取できるとき、その感情で大いに満たされます。
　脊髄損傷者で食事動作が問題となるのは、上肢機能の障害を有する頸髄損傷者です。本稿では、頸髄損傷者が食事動作を獲得するうえでの看護師の役割について述べます。

頸髄損傷者の食事動作の評価

　頸髄損傷者は、「座位保持」「食事道具の把持」「料理を食器からつかみ口まで運ぶ」「食事の場所への移動」が障害されます。なかには嚥下障害を合併する例もあります[1]。

① 座位保持

　食事には時間がかかるので、頸髄損傷者では、その間、安定して楽に座ることができる姿勢を見つけることが、食事動作の第一歩といえます。座位バランスの評価[2]（ISMG：International Stoke Mandeville Games、**表1**）注 だけでなく、食事の間中、座っておくために必要な体幹の筋群の緊張や持久力・耐性、食事動作を阻害してしまう起立性低血圧や麻痺域の疼痛などを把握しておきます。

② 食事道具の把持、料理を食器からつかみ口まで運ぶ

　Zancolli（ザンコリ）の上肢機能分類（→1章-2「麻痺の分類と評価」表4、p.20参照）で上肢機能を評価し、食事道具の大まかな目安を立てた後に、実際にそれらを使って適性を判断します（**表2**）。また肩甲帯や肩関節、肘・手関節の可動域を評価し、手が口元へ届くかどうかをみます。肩関節やその周辺の疼痛や痙性は、活動を制限する要因となるので評価に加えます。これらは作業療法士と協力して行います。

注：ISMG：国際ストーク・マンデビルゲーム…国際的な障害者スポーツの団体である国際ストーク・マンデビル競技委員会が定めた座位バランス評価の指標。

表1 座位バランスの評価（ISMG／鷹野改）

Normal	正しい姿勢や座位にて、あらゆる方向からの強いプッシングに対し、正常な立ち直り反射があり座位を保持できる
Good	ある程度のプッシングに対し立ち直りがあり、座位を保持できる
Fair	両手を前方挙上でき、座位保持が可能だが、プッシングに対して不安定である
Poor	座位はとれるが、両手前方挙上できず、プッシングに抵抗できない
Trace	ごく短時間、座位をとれるが、安定した座位を維持できない
Zero	まったく座位をとれない

陶山哲夫ほか．"脊髄損傷患者に使用されたHarrington-rodの抜去前後の自覚症状と車椅子応用動作評価"．リハビリテーション医学．25（1），1998，23-7．より転載．

表2 食事に関するレベル別福祉用具

レベル	福祉用具
C4	食事支援ロボット
C5	手関節固定装具と万能カフ 腕保持用機器
C6	各種ホルダー
C7	柄を太くしたスプーン・フォーク
C8	バネつき箸

③ 嚥下機能

　頸髄損傷者のなかには頭部外傷や加齢の影響に加え、頸椎の固定によって嚥下障害を合併している症例も少なくありません。脊髄損傷者の死因の第1位は呼吸器にかかわるものであり[3]、嚥下障害と呼吸機能障害の存在下で生じる誤嚥性肺炎はとくに注意が必要です[4]。当センターでは、頸髄損傷者には言語聴覚士が嚥下障害に関するスクリーニングをして、その存在を疑う場合は医師に嚥下造影検査を依頼しています。詳細は2章-4「嚥下障害」で述べます。

④ 食事の場所への移動

　車椅子への移乗や駆動が可能かどうかを評価します。

⑤ 心理的な問題

　頸髄損傷者は、受傷の心理的ショックや将来への不安などから食欲低下を招くことも多く、動作獲得の阻害因子となります。そこで家族の面会や差し入れの協力を依頼し、管理

栄養士は嗜好を調査して提供します。

食事動作の実際

頸髄損傷者の食事動作の訓練は、日常生活動作（activities of daily living：ADL）訓練のなかでもっとも早期から開始されます。ベッド上での座位が可能になり、手が口元へ届くようになれば病室でも実施します。起立性低血圧を考慮して、通常、血圧が安定している昼食から開始します。

① 座位保持

実際の食事場面での座位保持の調整は看護師の役目です。ここでは、ベッド上での座位の仕方を説明します。まずは患者をベッド上臥位として、ヘッドボード近くまで頭を移動し、体幹を正中位にします（図1-a）。ずれ防止や仙骨・尾骨部の除圧を目的に、両殿部に三角枕を挿入します（図1-b）。

次に下肢を挙上し、ヘッドアップしますが、痙性によって座位姿勢が崩れることがあるので、軽度屈曲した両膝を頭側の軸方向に押さえ固定することで、ずれを防止します（図1-c）。背抜きを行い（図1-d）、長座位が安定していればオーバーテーブルを食べやすい位置に設置します。左右の座位バランスが安定するので、あぐらを組む人もいます（図1-e）。食事動作の獲得には、起立性低血圧の対策がたいへん重要となりますが、詳細は2章-8「自律神経障害のケア」（p.92）で述べます。

② 食事道具の把持

Zancolli分類のC5では手関節を伸展位に保持することが困難なため、手関節固定装具を使用します（図2）。C6では手関節の伸展は可能なので、各種ホルダーを使用します（図3）。C6の一部やC7ではテノデーシスアクション（手関節を伸展すると手指は自動的に屈曲し、逆に手関節を屈曲すると手指は伸展する）を利用して、スプーンやフォークの柄を太くしたものを握ります（図4）。C8では手指の屈曲・伸展がある程度可能なので、バネ付き箸を使用することになります（図5）。

③ 料理を食器からつかみ口まで運ぶ

上肢が動かない高位の頸髄損傷者は、顎でレバーを操作する食事支援ロボット（図6）を利用することがあります。Zancolliの上肢機能分類でC5やC6で上肢が口まで届かな

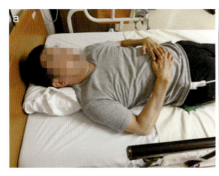
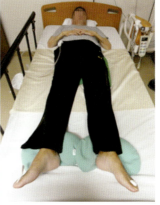
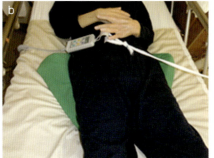

a：ベッド頭側へ移動して正中位
b：三角枕を両殿部に挿入する

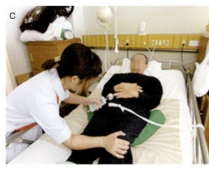
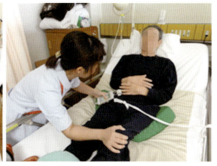
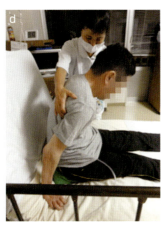
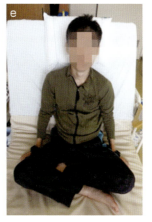

c：両膝を頭側の軸方向に押さえ、痙性を少なくしてずれを予防する
d：背抜きを行うとずれが少ない
e：あぐら姿勢

図1 食事のための座位保持（ベッド上）

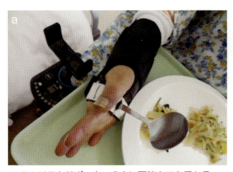
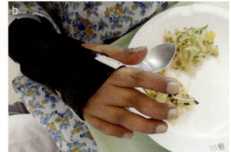
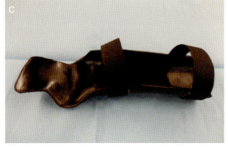
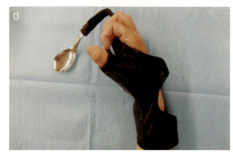

a、b：リストサポーターの上に万能カフを重ねる
c：手関節伸展装具
d：車椅子駆動用グローブ。ロングタイプにはさむ

図2 手関節固定装具

い患者は腕保持用機器（**図7**）を用いて補助します。

C5やC6では食物をすくう動作がむずかしくなるので、先割れスプーンを使用したり、スプーン・フォークの長さや角度を調整します（**図8**）。食器は、返し付きの皿やすべり止め付きの皿、浅い皿（**図9**）に変更し、食器固定用の滑り止めマット（**図10**）を使用するとすくいやすくなります。さらに、食物は、すくいやすい一口大（**図11-a**）として提供します。例えば、食パンなら9分割（**図11-b**）にし、魚は骨を抜いて食べやすくします。汁物の摂取には柄付き椀（**図12-a**）や、柄が大きく指が入りやすいカップ（**図12-b**）を用いますが、持ち替えができない場合は長めのストロー（**図13-a、b**）を使用します。ストローでは汁の具が詰まって飲みづらいため、具と汁を分けて提供（**図14**）したり、太いストロー（**図13-c**）を用いたりします。

食事中、上肢を動かすことでバランスを崩すリスクのある場合は、ナースコールの位置を変えておきます（**図15**）。

④ 飲水の工夫

自分でベッドのリモコンが操作できる患者の場合は、ヘッドアップして飲水してもらい

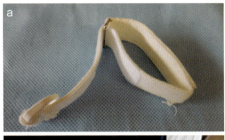
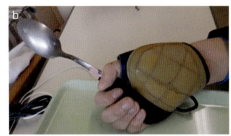
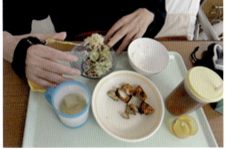
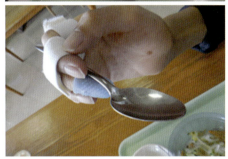

a：万能カフ（上）と使用の様子（下）　　b：差し込み式のホルダー（上）、マジックテープによる固定（下）

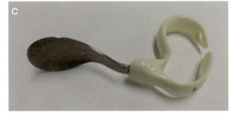
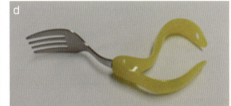
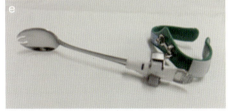
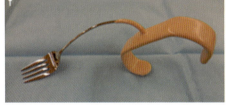

c～g：手掌に固定するタイプ

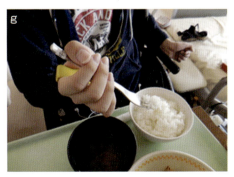

図3 各種ホルダー

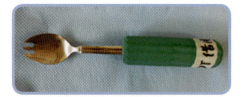

図4 柄を太くしたスプーン

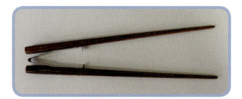

図5 バネ付き箸

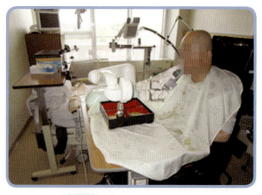

図6 食事支援ロボット

顎でレバーを操作して、料理を選ぶと、つかみ、口まで運んでくれる。皆で食卓を囲み、談話しながら摂取できるので、食事が楽しい。

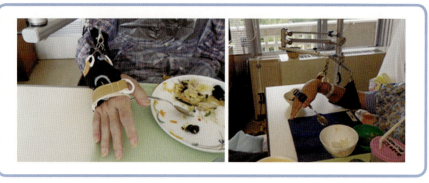

図7 腕保持用機器（ポータブル スプリング バランサー）

スプリングが付いており、腕の挙上を補助する。

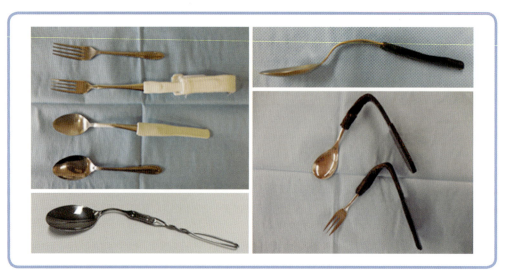

図8 フォーク・スプーンの長さ（左）と角度調整（右）

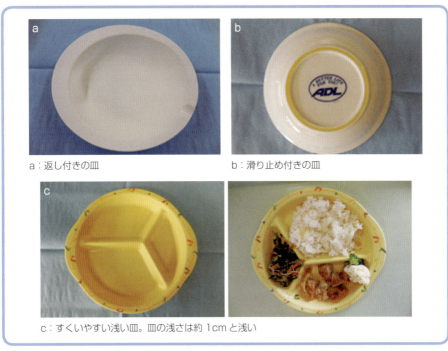

図9 各種の皿

a：返し付きの皿
b：滑り止め付きの皿
c：すくいやすい浅い皿。皿の浅さは約1cmと浅い

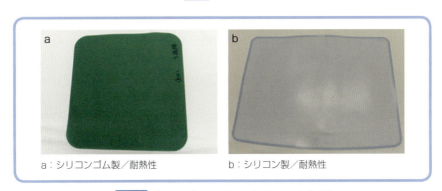

a：シリコンゴム製／耐熱性
b：シリコン製／耐熱性

図10 食器固定用の滑り止めマット各種

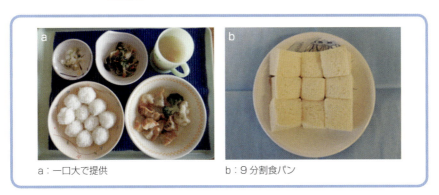

a：一口大で提供
b：9分割食パン

図11 食べやすく、すくいやすい工夫

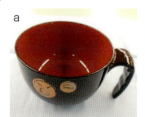
a：柄付き椀

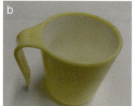
b：指が入りやすいカップ

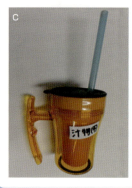
c：ゴムパッキン付きのカップ

図12 汁物の摂取の工夫

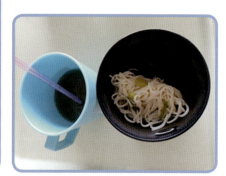
図14 具と汁を分けて提供

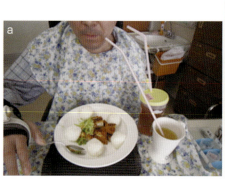
a：長めのストロー

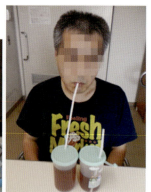

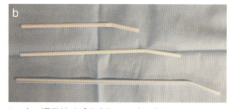
b：上―通常サイズの21cm、中―25cm
　　下―最長の34cm

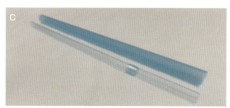
c：具が詰まりにくい太めのストロー

図13 各種ストロー

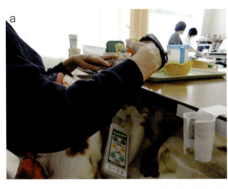
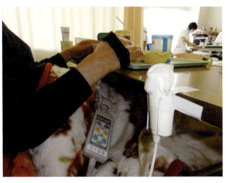
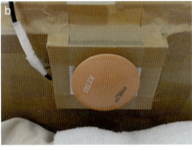
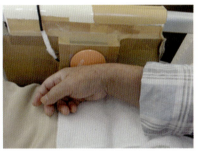
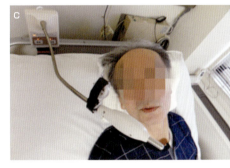
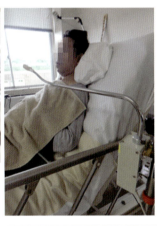

a：ハンドブザー　　b：タッチコール
c：ボイスコール　　d：環境制御装置（ECS）

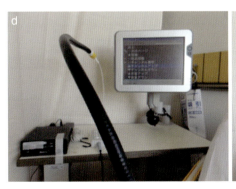
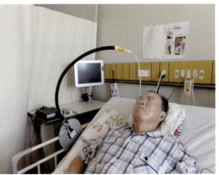

図15 ナースコールの工夫

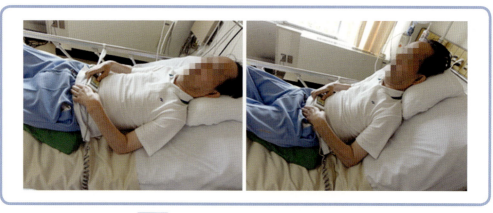

図16 自分で行うベッドのリモコン操作
ベッドのリモコンをひもでつなぎ、自分で操作する。

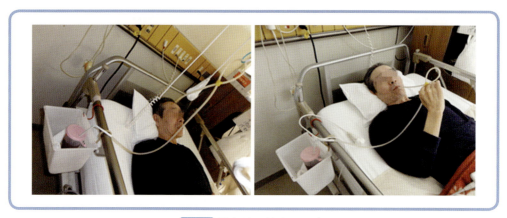

図17 臥床時の飲水の工夫

ます。リモコンは、自分の手の届く位置になるようにひもでベッド柵につないでおきます（図16）。

　自分でヘッドアップの操作ができない場合は、**図17**のようにストローに延長のチューブをつけて、取りやすい位置に設置することで飲水が可能になることがあります。この場合、臥位での飲水になるため、座位とは嚥下の状態が異なることを理解しておく必要があります。また、飲水を止めても、サイフォンの効果で水分はチューブから出てきますので、息を吹きかけて終了することがポイントです。

　病棟での水分の提供は蓋付きのお茶カップで行っています。リハビリ訓練中の水分補給も重要で、自分でも簡単に操作できるペットボトルストローキャッププッシュ式（**図18**）を用います。

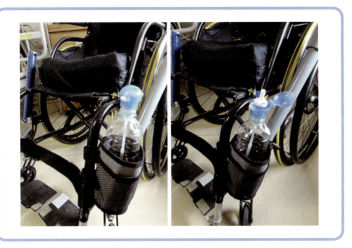

図18 車椅子乗車時の水分補給
ペットボトルストローキャッププッシュ式を使用する。

食事動作への自立拡大

食事訓練の開始時は、配膳量の1/4の摂取を目標にします。疲労時には食事介助を行い、徐々に自力摂取できるようにします。また、座位のバランスや持久性が向上すれば、ベッドから車椅子上へ移行して食事を楽しみます。

おわりに

食事動作の獲得はADL拡大の第一歩となるので、自力で摂取できるように、リハビリチームが一丸となって訓練をすすめていきます。看護師は、患者がそれぞれの残存機能を最大限に引き出せるよう温かく見守り、できることが増えたときにはともに喜び、支えになるよう努めるのが使命です。

（山本実起子）

ここがPoint

障害が重度で食事に介助が必要な人であっても、単なる栄養補給としてではなく、食への意欲や楽しみを尊重した患者主体の食事を目指すことが大切です。

◆ 引用・参考文献 ◆

1) 山口雪江. "脊髄損傷に伴う食の障害へのアプローチ". 食べることの障害とアプローチ. 東京, 三輪書店, 2002, 75-89.
2) 陶山哲夫ほか. "脊髄損傷患者に使用された Harrington-rod の抜去前後の自覚症状と車椅子応用動作評価". リハビリテーション医学. 25 (1), 1998, 23-7.
3) 内田竜生. "脊髄損傷者の死因と標準化死亡比". 脊髄損傷の治療から社会復帰まで：全国脊髄損傷データベースの分析から. 全国脊髄損傷データベース研究会編. 東京, 保健文化社, 2010, 158-68.
4) 古澤一成. "脊髄損傷のリハビリテーション指針". 運動器診療最新ガイドライン. 中村耕三編. 東京, 総合出版社, 2012, 541-5.
5) 西村由紀ほか. 整形外科 脊髄損傷直後からのリハビリテーション：座位,食事から移乗まで. 看護学雑誌. 66 (12), 2002, 1100-6.
6) 長谷部真木子ほか.「食事介助」における演習の試みと効果. 秋田大学医療技術短期大学部紀要. 6 (2), 1998, 153-9.

2 リハビリテーション看護

6 整容動作・入浴動作・更衣動作

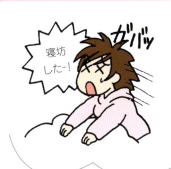
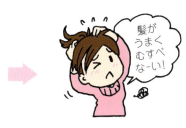
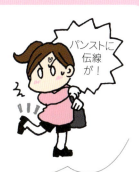

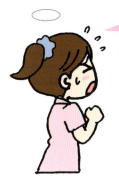

というわけで、朝からたいへんでした……。

ヘンな格好では、外に出られないものね。

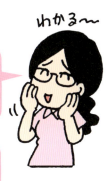

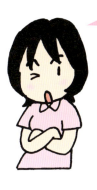

そうよ。
患者さんにとっても、整容、入浴、更衣といった動作は、社会参加に対する気持ちを引き出すために大切なことなのよ。

患者さんのところに行ってきま～す！

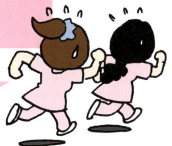

はじめに

　整容・入浴・更衣動作とは、「身だしなみを整える」諸動作のことです。これらは身体を清潔、快適に保つとともに、社会を意識した生活の第一歩となります[1]。日々の生活のなかで繰り返し習慣的に行われてきた動作を、受傷レベルにあわせて可能な限り再獲得することで、生活を再構築していきます[2]。

　整容・入浴・更衣動作で問題となるのは、上肢機能の障害を有する頸髄損傷者です。今回は頸髄損傷者に焦点をあてます（**表1**）。

表1 頸髄損傷者のレベル別ADL到達度（入浴・整容・更衣）

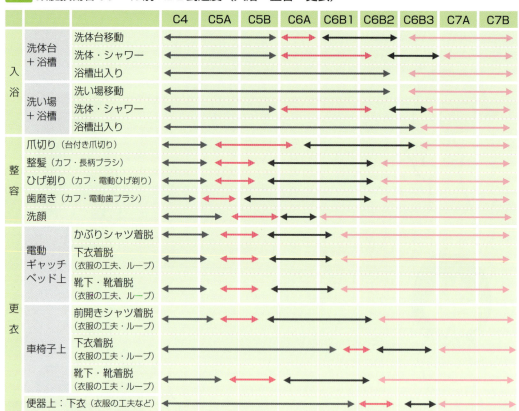

⬅➡：全介助
⬅➡：条件（個の能力＋福祉機器＋自助具の利用・環境調整）によって自立可能なときがある
⬅➡：条件によってほとんどの場合、自立可能
⬅➡：特異例を除いて、機器や自助具を使用せず完全に自立可能
（　）内は使用する自助具の環境整備の例

細谷実ほか．"脊髄損傷"．図解作業療法技術ガイド：根拠と臨床経験にもとづいた効果的な実践のすべて．第3版．石川齊ほか編．東京，文光堂，2011，563-4．より改変

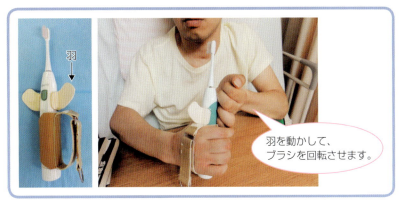

図1 ホルダー付き電動歯ブラシ

整容動作

　ベッド上での食事動作が可能になると、整容動作の訓練をはじめます。整容動作には歯磨き、整髪、ひげ剃り、爪切り、手洗いなどがあります。

① 頸髄損傷者の整容動作の評価

　整容動作を行ううえで、神経学的にみた上肢の残存機能以外に、上肢の関節可動域や顔面・口腔機能、頸部などの動きも重要となります。さらに動作を行う際の座位バランス（→2章-5「食事動作」参照）も評価をします。これらは作業療法士と情報交換をしながらすすめていきます。また、整容動作は患者の習慣やニーズを把握する必要があります。

② 整容動作の実際（表示レベルは Zancolli 上肢機能分類とする）

1）歯磨き

　歯ブラシの把持や口元に運ぶ方法は食事における工夫と同様ですが、ブラシを細かく動かす動作が加わります。C5レベルでは、電動歯ブラシをホルダーに取り付けて使用しています（図1）。含嗽には、柄付きコップやストロー、柄付きのガーグルベースン（図2）を使用します。

2）整髪

　C5Bレベルでも、ブラシをカフに取り付けて使用すれば可能です。

3）ひげ剃り

　C5Bレベルでは、ホルダーを取り付け、スイッチに突起をつけて工夫をします（図3）。

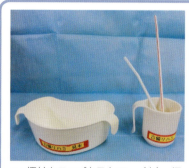
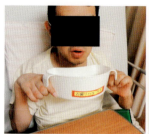
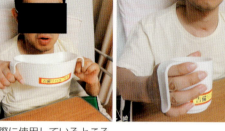

a：柄付きコップとストロー（右）、柄付きガーグルベースン（左）　　b：実際に使用しているところ

図2 柄付きコップ・ストロー、柄付きガーグルベースン

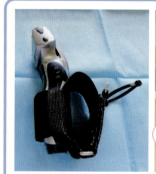
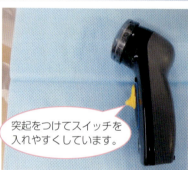
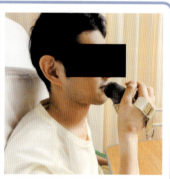

突起をつけてスイッチを入れやすくしています。

a：ホルダー付きひげ剃り　　b：スイッチの工夫　　c：実際に使っているところ

図3 ホルダー付きひげ剃り

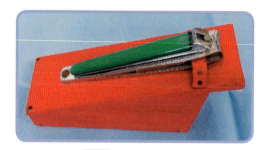

図4 台付き爪切り

4）爪切り

　台付き爪切り（図4）や爪やすりを使用すれば、C6Aレベルでも可能です。足の爪切りはC7レベルでも困難であり、介助となります。また足の爪は陥入爪になりやすいため、日常のチェックや爪切りの方法を家族に指導します。

5）手洗い

　手指の伸展が困難な場合、手指関節部分の湿潤や臭い、白癬の原因となります。そのため、毎日、洗面所で手洗いをします。両側がC6Aレベルであれば、石けんではなく、泡タイプのハンドソープにすることで自立できます。C5A～Bレベルでは、仕上げに介助が必要となります。

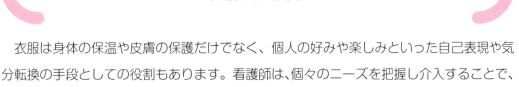

更衣動作

　衣服は身体の保温や皮膚の保護だけでなく、個人の好みや楽しみといった自己表現や気分転換の手段としての役割もあります。看護師は、個々のニーズを把握し介入することで、その人らしさを引き出すように努めます。

① 更衣動作の評価

　更衣動作において、上肢の関節可動域や筋力の評価も重要となります。頸髄損傷者の場合は、ファスナーにリングをつけるなどの衣服への工夫が必要となり、家族に協力を依頼します。衣服の種類によって自分で更衣できない場合は、介助者へ依頼します。

② 更衣動作の実際

1）上衣

　上衣は、両側がC6Aレベルであればベッド上、車椅子上でも可能です。手背部や拇指で引っかけたり、袖口を口でくわえたりして着脱します（図5、6）。ボタンなどの留め具は、マジックテープでの代用やボタンエイド（図7）を活用します。

2）下衣

　下衣は、殿部をクリアすることがポイントとなるため、車椅子上での動作は困難となります。C6Aレベルでは、ズボンに足を通し、交互に側臥位をとりながら、肘と頭を支点に手背部や拇指にズボンを引っかけて上げます（図8）。前開きズボンの場合には、マジックテープやファスナーにリングをつけ、開閉できるようにします（図9）。上衣も下衣も、少しゆったりして伸縮性のある素材を選択するよう指導します。

3）靴下と靴

　靴下と靴の着脱は、両側がC5Bレベルであればベッド上、車椅子上で可能です。車椅子上で行う場合は、足組みをして、片方の腕をグリップにかけ上体を支持しながら行いま

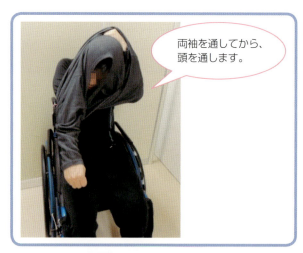

図5 上衣の着脱（着衣）

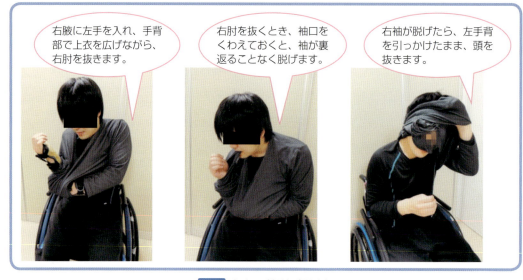

図6 上衣の着脱（脱衣）

す（図10）。靴下はループを付けたり（図9）、ソックスエイド（図7）などを使用します。靴もマジックテープ付きのものにリングを付けて使用することもあります。また履き口がゆったりした、硬めのものを勧めています。

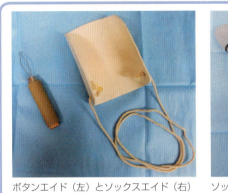
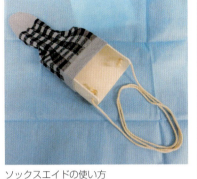

ボタンエイド（左）とソックスエイド（右）　　ソックスエイドの使い方

図7 ボタンエイド・ソックスエイド

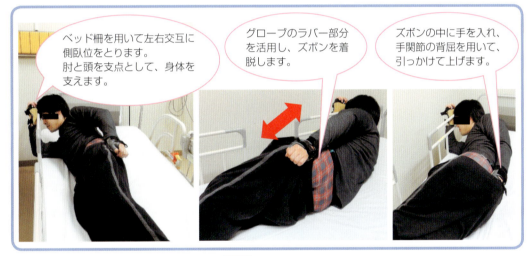

ベッド柵を用いて左右交互に側臥位をとります。肘と頭を支点として、身体を支えます。

グローブのラバー部分を活用し、ズボンを着脱します。

ズボンの中に手を入れ、手関節の背屈を用いて、引っかけて上げます。

図8 下衣の着脱

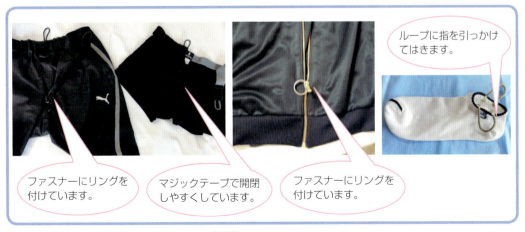

ファスナーにリングを付けています。

マジックテープで開閉しやすくしています。

ファスナーにリングを付けています。

ループに指を引っかけてはきます。

図9 工夫した衣服

2 リハビリテーション看護　❻ 整容動作・入浴動作・更衣動作

リハビリナース別冊　79

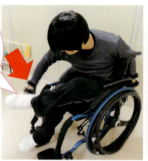
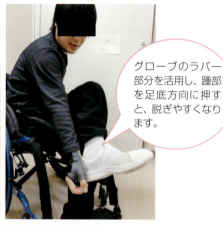

片方の腕をグリップにかけ、身体を支えます。矢印の方向から踵を押さえて履きます。

グローブのラバー部分を活用し、踵部を足底方向に押すと、脱ぎやすくなります。

図10 靴の着脱

入浴動作

　入浴は、心身両面をリフレッシュする活動の一つです。頸髄損傷者にとっては、もっとも自立しにくい動作[1]となるので、自立に向かう喜びや達成感を患者と共有し、意欲を引き出すようなかかわりが看護師に求められます。

① 入浴動作の評価

　入浴動作は、移乗動作、更衣動作、移動動作、浴槽の出入り、洗体動作の獲得が必要となります。損傷レベルだけではなく、年齢や体力が大きく関与します。また、損傷レベルにあわせた入浴環境の整備が必要となります。

② 入浴動作の実際

　両側がC6B3レベルであれば、入浴にかかわるすべての動作が自立可能となります。C6B2レベルでは、洗い場を高くして浴槽を埋め込み式にすることで自立可能です（図11）。自助具として、ループ付きタオルや洗体用ブラシ（図12）を使用します。また、浴室内の座位移動の際には、皮膚の損傷予防のために浴室マットを敷くなどの配慮が必要です。

　C4～C5Aレベルでは、全介助での機械浴になります。退院後は、自宅の浴室の環境調整が必要ですが、入浴サービスの活用などでも対応が可能です。

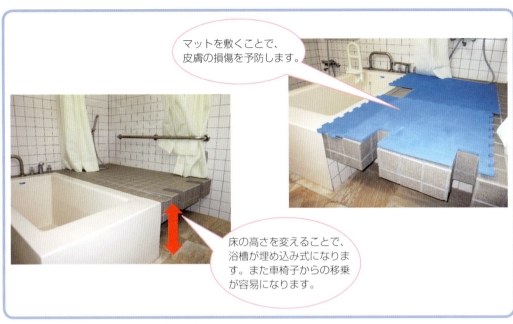

マットを敷くことで、皮膚の損傷を予防します。

床の高さを変えることで、浴槽が埋め込み式になります。また車椅子からの移乗が容易になります。

図11 高床式の浴槽（病棟の場合）

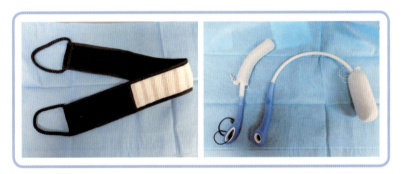

図12 ループ付きタオル（左）と洗体用ブラシ（右）

2 リハビリテーション看護 ❻ 整容動作・入浴動作・更衣動作

　入浴は全身を観察する良い機会です。入浴後、褥瘡の好発部位を中心とした皮膚のチェックをするように、患者や介護者に指導します。

おわりに

　ADLが自立すること、あるいはADLの可否が見通せることは、患者が再び人生を前向

きに考えるきっかけとなります[3]。患者の社会復帰を支援するうえで、患者とともに ADL の拡大を目指すことは、看護師の重要な役割といえます。

（黒瀬邦子）

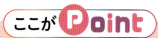

整容・入浴・更衣動作へのアプローチは、身だしなみを整え身体の清潔を保つということだけでなく、社会参加に対する前向きな気持ちを引き出すという点で非常に重要です。

◆ 引用・参考文献 ◆

1) 広瀬容子ほか．"整容動作"．頸髄損傷のリハビリテーション．改訂第 2 版．二瓶隆一ほか編．東京，協同医書出版社，2010．153-72．
2) 柴田八衣子．"整容とは"．ADL：作業療法の戦略・戦術・技術．第 2 版．生田宗博編．東京，三輪書店，2007，186-216．
3) 古川昭人ほか．"頸髄損傷"．ADL とその周辺：評価・指導・介護の実際．第 2 版．伊藤利之ほか編．東京，医学書院，2008，101-27．
4) 細谷実ほか．"脊髄損傷"．図解作業療法技術ガイド：根拠と臨床経験にもとづいた効果的な実践のすべて．第 3 版．石川齊ほか編．東京，文光堂，2011，563-4．
5) 徳弘昭博．"スキン・ケア（皮膚の管理）"．脊髄損傷：日常生活における自己管理のすすめ．第 2 版．東京，医学書院，2001，34-6．
6) "自助具、装具、生活援助機器など"．前掲書 5)．142-5．
7) 国立別府重度障害者センター頸髄損傷者自己管理支援委員会編．"更衣"．頸髄損傷者のための自己管理支援ハンドブック．東京，中央法規出版，2008，76-82．
8) "入浴"．前掲書 7)．134-7．

2 リハビリテーション看護

7 呼吸管理

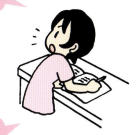
あら、風邪？

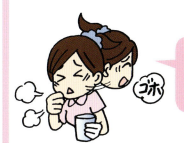
い、いえ……。
水が気管に入っちゃって。

だ、大丈夫？

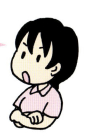
脊髄損傷患者さんにとって、呼吸器疾患は、実は最大の死亡原因の一つなのよ。

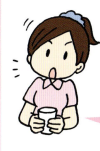
え、そうなんですか？

私たちはあたり前のように咳ができるけれども、脊髄損傷者は、手足だけでなく、呼吸筋も麻痺しているから、咳をしようと思っても十分にできないことが多いの。だから、看護師が注意して排痰しなくてはいけないのよ。
でもそれだけじゃなくて、ゆくゆくは自分で排痰する方法を身につける必要があるの。
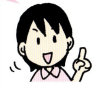

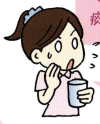
どういう方法を指導したらよいのか、教えてください！

はじめに

全国脊髄損傷データベースによると、脊髄損傷者の死亡原因の第1位は肺炎や無気肺などの呼吸器疾患となっています[1]（図1）。また頸髄損傷者のほうが胸腰髄損傷者に比べて呼吸器感染症の発生率が高く、頸髄損傷者では、損傷レベルが高位で麻痺が重度なほど、さらに年齢層が高くなるにつれて発生率が高くなることが報告されています[2]。米国のデータベースでは、尿路系疾患、褥瘡を含む皮膚病変に次いで、呼吸器系疾患が再入院の原因として多いことも示されています[3]。

脊髄損傷者がQOL（生活の質：quality of life）の高い社会生活を維持するためには、呼吸障害の特徴を理解したうえでリハビリテーション（以下、リハビリ）を行うことが重要です。

脊髄損傷者の呼吸の特徴

図2に呼吸にかかわる筋の神経支配（髄節レベル）を示します[4]。完全麻痺の場合、損傷髄節以下のこれらの機能が失われます。頸髄損傷者では、T1～L1までが支配するすべ

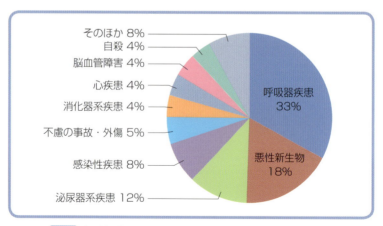

図1 脊髄損傷者の死因分類結果（1991～2009）

内田竜生．"脊髄損傷者の死因と標準化死亡比"．脊髄損傷の治療から社会復帰まで：全国脊髄損傷データベースの分析から．全国脊髄損傷データベース研究会編．東京，保健文化社，2010，158-68．より改変

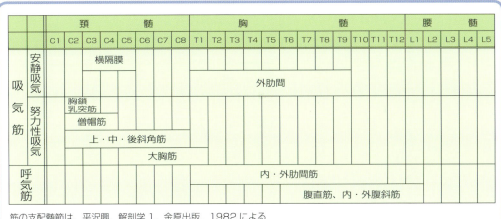

図2 おもな呼吸筋の脊髄髄節支配

津山直一監．"全身管理"．頸髄損傷のリハビリテーション．東京，協同医書出版社，1998，40．より改変

ての呼気筋（内・外肋間筋、腹筋群）が麻痺しており、吸気は外肋間筋が麻痺しているためC3～C5が支配している横隔膜が呼吸の中心となります。横隔膜は安静時呼吸の約70％を担っており、一般的に人工呼吸器を離脱するためには、その機能が維持されている必要があります。

　C3レベルより高位で障害されると横隔膜が麻痺しているため、自力で呼吸することはほぼ不可能で、永続的な人工呼吸器管理が必要となります。C4～C5レベルでは受傷時に呼吸機能の悪化を併発し、人工呼吸器を装着しているケースもありますが、全身状態が安定してくるにつれて呼吸器を離脱し、装着は一時的に終わることがほとんどです。C6～C8レベルの障害では、横隔膜機能は維持されているため吸気は問題ありません。

　しかし頸髄損傷者は受傷レベルにかかわらず、肋間筋、腹筋群は麻痺しているため、努力性の吸気や呼気、強い咳はできず、また、1回換気量、吸気予備量、呼気予備量ともに減少するため、肺活量は健常時の1/2程度となります[5]（図3）。

　T1～5レベルでは、肋間筋が一部機能しているため頸髄損傷より換気能力はありますが、腹筋群は麻痺しているため強い咳はできません。それより下位の損傷では、咳をする力は健常時より低下していますが、あまり問題となりません。

　このように頸髄損傷者や上位胸髄損傷者は、強い咳ができないので痰を排出しにくくなります。また肋間筋の機能低下のため、次第に胸郭が硬くなり、肺自体の弾力性も低下し肺の機能低下をもたらします。これらが組み合わさると、上気道感染からでも肺炎・無機

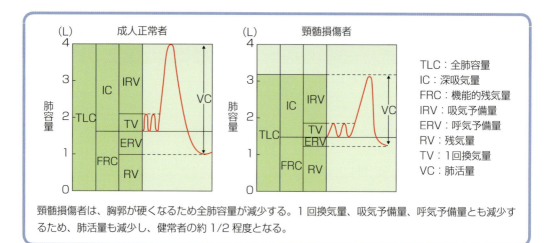

図3 健常者と頸髄損傷者の呼吸機能

富永積生."救急処置".脊髄損傷の実際.赤津隆ほか編.東京,南江堂,1991,66-81.より引用

肺になりやすくなり、呼吸不全に陥ることがあります。

そのほか、頸髄損傷者は副交感神経優位となるため、気管支拡張の低下や気道分泌物の増加が起こること、便秘や腸管ガス貯留によって横隔膜が押し上げられ肺活量の低下を生じること、臥床持続による下側肺障害を起こしやすいことなども、呼吸障害を起こす要因となります[6]。

 ## 呼吸管理の実際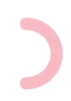

呼吸器合併症を防ぎ、現在の機能を低下させず維持向上していくためには、排痰をして呼吸器感染症を予防すること、胸郭が硬くなるのを防ぐこと、麻痺していない呼吸筋を強化することなどが大切です。病院では日常の理学療法プログラムに胸郭の運動や呼吸筋の強化訓練などの呼吸訓練が取り入れられていますが、ここでは人工呼吸器管理をしていない頸髄・上位胸髄損傷者の看護師が行う呼吸管理について述べます。これらを患者・家族に指導して習得してもらい、退院後も実施できるようにします。

① 排痰方法

1）介助者が行う場合

図4のように、介助者が腹部を圧迫して咳介助を行います。腹部を圧迫することで呼気

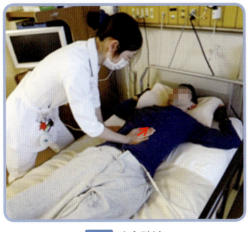

図4 咳介助法

咳をするタイミングで、横隔膜を押し上げる方向に腹部を押す。呼気流速を高めるために累積吸気（1度吸った息を吐かずに、3回程度息を吸いためる）を行い、声門を閉じ、咳と腹部を押すタイミングを合わせると効果的。
「吸って、吸って、吸って、ハイ止めて。1、2の3！」とかけ声をかけながら行うとあわせやすい。

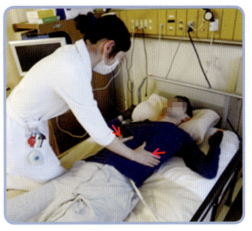

図5 呼吸介助法

下部胸郭で呼吸介助をしながら深呼吸すると、換気量が増え、痰が動きやすくなる。
図4の位置に手を置いてゆっくり押しても、呼吸介助できる。

量が増えて呼気流速を速めることができるため、効果的な咳をすることができます。図5のように呼吸介助しながら深呼吸を数回行っておくと、痰が動いて出しやすくなります。これらを行っても排痰がむずかしいときは、吸引を行います。

なかなか痰が出ないときは、吸入や体位排痰法、スクイージングなども組み合わせて行います。

2）患者が自分で行う場合

左右側臥位になることや、座位で上体を左右に傾けたり、図6のように前屈したりすると体位排痰法の効果があります。車椅子上ではアームレストや背もたれで身体を支えながら、左右に傾けます。

咳をするときは、図7のようにすると効果的です。車椅子上では一側の腕をグリップに固定し、反対側の手で胸を叩いたり、腹を押さえたりしながら咳をします。

そのほか、去痰薬の内服、水分摂取、含嗽、部屋の加湿なども、痰の粘稠性を下げて出しやすくします。

② 胸郭のストレッチ

胸郭が硬くなるのを防ぐため理学療法でストレッチを行いますが、自分でできる方法を紹介します。

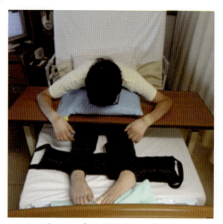
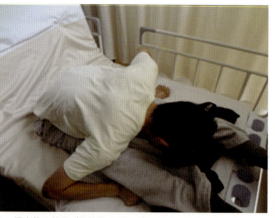

a：オーバーテーブルに枕を置き、伏せる（腹臥位の代わり）　　b：長座位で前屈（腹臥位の代わり）

図6 患者が自分で行う体位排痰法

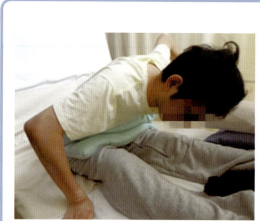
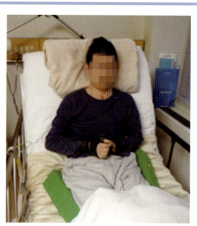

a：腹部に枕などをはさみ、お辞儀をするようにしながら咳をする　　b：手で腹部を押さえながら咳をする

図7 患者が自分で行う排痰に効果的な咳の仕方

1）脊柱・胸郭の伸展

ベッド上では**図8**のように行います。車椅子への乗車時はバックレストにもたれて背中を反らしますが、バックレストの低い車椅子では後方への転倒に注意する必要があります。

2）脊柱の屈曲

ベッド上では**図9**のように行います。車椅子上でも同様に、大腿の上に大きなクッショ

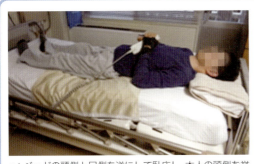 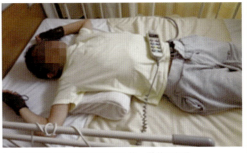

a：ベッドの頭側と足側を逆にして臥床し、本人の頭側を挙上する

b：座位時に枕を背中に入れた後、臥位になる。上肢を挙上すると肋間を動かすことができ、効果的

図8 脊柱・胸郭の伸展

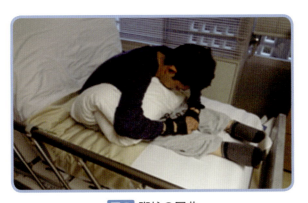

図9 脊柱の屈曲

大きなクッションなどを抱えてもたれる。

ンなどを置いて前傾してもたれるようにします。

3）胸郭の捻転

図10のように行います。

③ 呼吸訓練、呼吸法

頸髄損傷者は呼吸の中心である横隔膜の機能を維持しておく必要があるため、**図11**のように腹部に重り（砂のうなど）を乗せて、横隔膜の強化訓練を行います。このとき腹部の感覚がないので、ティッシュの箱などを置いて見えやすくすると腹部の動きがわかりやすいです。また最大吸気で数秒息をこらえておくことや、呼気時に口をすぼめて抵抗をかけて吐くと、細気管支や肺胞の虚脱を防ぐ効果があります[7]。

④ 日常生活におけるポイント

手洗いやうがい、ワクチン接種、禁煙などは大切な呼吸器疾患の予防法です。また積極

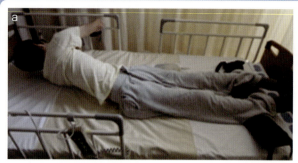
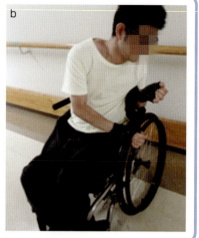

a：柵を持って上半身だけねじる

b：グリップに腕をかけてねじる

図10 胸郭の捻転

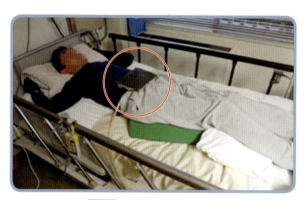

図11 横隔膜の強化訓練

腹部に 0.5〜3.0kg 程度（体格・性別による）の重りを乗せ、呼吸する。

的に車椅子に乗って活動すること、スポーツをすることや歌を歌うことなども、呼吸機能の維持・増進となります。

おわりに

　頸髄・上位胸髄損傷者が呼吸器感染症に罹患すると、健常者に比べ、長い期間、苦しい思いをする場合があり、呼吸不全になると生命予後に与える影響も大きいため、日ごろか

ら呼吸リハビリや予防法、異常時の対処を行う必要があります。社会復帰後に安全で快適な生活を送るために、本人と家族に十分な知識と技術を習得してもらえるよう支援していくことが、看護師の大切な役割といえます。

（河内きよみ）

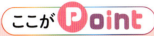

脊髄損傷者の死亡原因の1位は呼吸器疾患です。損傷レベルによる呼吸の特徴を理解し、呼吸器合併症を予防することが大切です。

◆ 引用・参考文献 ◆

1) 内田竜生．"脊髄損傷者の死因と標準化死亡比"．脊髄損傷の治療から社会復帰まで：全国脊髄損傷データベースの分析から．全国脊髄損傷データベース研究会編．東京，保健文化社，2010，158-68．
2) 橘智弘．"合併症の予防と管理：呼吸器"．前掲書1）．58-64．
3) Cardenas, DD. et al. Etiology and incidence of rehospitalization after traumatic spinal cord injury : a multicenter analysis. Arch Phys Med Rehabil. 85 (11), 2004, 1757-63.
4) 津山直一監．"全身管理"．頸髄損傷者のリハビリテーション．東京，協同医書出版社，1998，40．
5) 富永積生．"救急処置"．脊髄損傷の実際．赤津隆ほか編．東京，南江堂，1991，66-81．
6) 高橋博達．"リハビリ病棟における呼吸障害と呼吸リハの必要性"．リハビリナース．6 (2), 2013, 8-13．
7) 原田康隆．"呼吸器リハビリテーション"．脊損慢性期マネジメントガイド．東京，NPO法人日本せきずい基金，2010，99-102．
8) 国立別府重度障害者センター頸髄損傷者自己管理支援委員会．"頸髄損傷者の健康管理：呼吸器の管理"．頸髄損傷者のための自己管理支援ハンドブック．東京，中央法規出版，2008，11-4．
9) 徳弘照博．"脊髄損傷とは"．脊髄損傷：日常生活における自己管理のすすめ．第2版．東京，医学書院，2004，19-21．
10) "日常生活上の注意点"．前掲書9）．62-4．

2 リハビリテーション看護

8 自律神経障害のケア

○○さん、おはようございます。これから摘便をしますね。

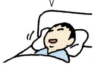
はい、わかりました。

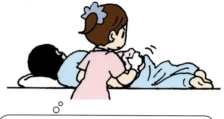
頭痛があるみたいだし、鳥肌が……。きっと血圧が上がっている……。これは……？

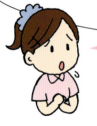
ということがありました。

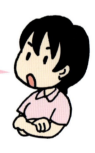
それは自律神経過反射の症状ね。確か○○さん、お昼から訓練で車椅子乗車をするのでは？血圧が安定しなくて、訓練にならないと思うわ。

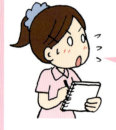
え！ わかりました。すぐに訓練時間を調整します。

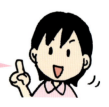
自律神経過反射は排便や排尿のときに起こりやすいけれど、症状がない場合もあるので、対処方法を知っておいてね。

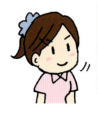

はじめに

　自律神経は脊髄・脳幹・視床下部・大脳皮質の一部でコントロールされており、そのほとんどが本人の意思を介することなく、反射的にはたらいています[1]。また、自律神経は交感神経と副交感神経に分かれており、生命活動を維持しています。

　脊髄損傷の合併症の多くは自律神経の障害が関与していますが、今回は起立性低血圧と自律神経過反射について述べます。

脊髄損傷患者の自律神経障害の特徴

① 起立性低血圧（orthostatic hypotension：OH）

　離床をすすめる際に最初の阻害因子となるのが、起立性低血圧です。臥床状態から起き上がる際に生じやすいため、訓練がすすまない原因の一つとなります。急性期ではごく普通にみられる症状で、四肢麻痺者の82％、対麻痺者の50％に発生します[2]。起立位3分以内に収縮期血圧の低下が20mmHg以上、あるいは拡張期血圧の低下が10mmHg以上認められた場合と定義されています[2]。症状としては、気分不良、動悸、冷汗、顔面蒼白、意識消失などが現れてきます。

　脊髄損傷者は、慢性期になっても起立性低血圧を合併していることが多く、その症状が出現しなくなるまでに長期間を要するのが特徴です。

② 自律神経過反射（autonomic dysreflexia：AD）

　通常、第5～6胸髄以上の高位の脊髄損傷者において、麻痺域へのさまざまな刺激が交感神経の過剰な興奮をひき起こすことによって生じる徴候です。主たる徴候は血圧の上昇で、前値に比べ20mmHgより上昇すると定義されています[3]。受傷後のいかなる時期にも生じます。

　もっとも多い原因は膀胱や直腸などの骨盤臓器にかかわるもので、それ以外に褥瘡などの皮膚トラブルや性交、妊娠・分娩などが挙げられます[4]。頭痛や徐脈、非麻痺域の発汗や紅潮などが代表的な症状ですが、それらの症状が現れないまま血圧の上昇が生じる"silent AD"[5, 6]があることが重要な特徴です。

ケアの実際

① 起立性低血圧

　起立性低血圧の治療は、薬物以外の治療(食事を含めた日常生活上の注意やリハビリテーション〔以下、リハビリ〕)が主体となり、これが無効の場合に薬物治療を行います。そして、患者や家族に対する教育は、ほかの合併症の管理と同様に治療の基礎となります。

1)薬物以外の治療

　起立性低血圧は症状が現れやすく、自覚することができます。日常生活上で注意することの一つに、十分な水分の摂取があります。循環血液量の維持は起立性低血圧の治療に必須で、心機能に問題のない限り1日2.0～2.5Lの水分摂取をすすめます[7]。また麻痺域への血液の貯留を防ぐため、腹帯や弾性ストッキングの着用、下肢に弾性包帯を巻いて対応します(図1)。

　臥床状態から起き上がる際に生じやすいため、臥位から座位になる際は、20～30分前から徐々にヘッドアップを行い、血圧の急激な低下を防ぎます。また食後性低血圧を合併する症例では、起立性低血圧を助長するため、食後2時間程度は安静にできるように訓練時間や入浴時間などを工夫します。

　リハビリ訓練では、斜面起立台を用いた起立訓練をすすめながら徐々に活動量を増やし

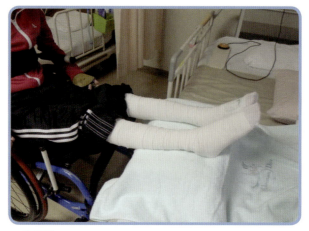

図1 起立性低血圧の予防方法:弾性包帯の使用
両下肢へ弾性包帯を巻く。

ていきます。体力を向上させることで症状が軽減することもありますが、訓練以外の日中の時間をいかに臥床せずに過ごしていくかがポイントとなります。看護師は患者の体調に留意しながら、可能な限り活動量を増やしていくようはたらきかけます。

2）薬物による治療

昇圧薬を投与し、ふだんの血圧の上昇を図ります。医師は、患者の活動する時間帯を考え、服用時間を検討します。

3）起立性低血圧が生じたときの対処方法

血圧の低下が生じた際の対処は、頭部を下げることです。ベッド上では、いつでもヘッドダウンできるようにベッドのリモコンを手元に置いておき、患者が自分で操作できるように工夫します。気分不良や冷汗などの症状が生じた場合は、ヘッドアップの角度を下げ、症状が落ち着けば角度を上げるという調整を行いながら座位の角度を上げていきます。車椅子乗車中は、介助にて車椅子ごと後方へ身体を倒します（図2）。1人で行う場合は机などに伏せた姿勢をとり（図3）、症状が落ち着くまで安静にします。

4）患者・家族教育

起立性低血圧は症状を自覚できるので、患者本人に対処方法を指導しますが、自分で行えない部分は周囲に助けを求めることが必要となるため、他者に説明する方法を助言します。必要に応じて家族にも対処方法を指導します。起立性低血圧では、Gonzalezら[8]は症状がない場合、有意な血圧の低下が認められないと述べており、自覚症状がない場合はむやみに血圧を測定せず、自覚症状があるときに血圧を測定し、対処方法をとります[8]。

② 自律神経過反射

1）予防

自律神経過反射の治療の第一歩は予防であり、それは「脊髄損傷における合併症の良好な管理」そのものといえます。

臨床では、便の直腸への下降や膀胱内の尿の貯留、留置カテーテルの閉塞などによって生じることを知っておく必要があります。また脊髄損傷者の多くが怒責による排便は困難であり、摘便を必要とします[9, 10]。第5〜6胸髄より高位の脊髄損傷においては、この摘便の際にもっとも血圧が上昇するというデータがあり、注意が必要です[6]。

また、とくに重要なのは"silent AD"です。頭痛などの症状がなくても排便中や排便後には血圧を測定し、摘便や座薬・浣腸の挿入が過度な刺激になっていないかを把握しておきます。著しい血圧の上昇がある場合は、排便の頻度、摘便や浣腸などの手技や使用量

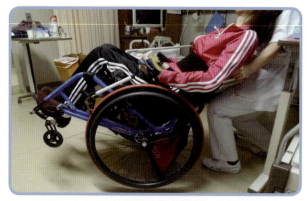

図2 起立性低血圧時の対処方法：介助者あり
介助者が車椅子ごと患者の身体を後ろに倒す。

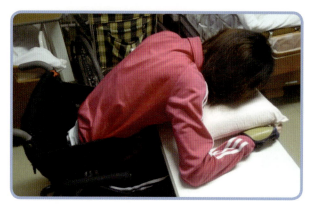

図3 起立性低血圧時の対処方法：介助者なし
オーバーベッドテーブルへうつ伏せになる。

を含めた排便管理を見直すことで改善を図ります。それでも対応できない場合、医師の指示のもと、排便処置の前に直腸内にリドカインゼリーを注入することもあります[11]。

2）自律神経過反射時の対処方法

血圧の上昇が生じた際の対処は、頭部を下げないことが重要となります。多くはヘッドアップします。全身をくまなく観察し、衣類の締め付けや関節の不自然な屈曲など、原因の除去に努めます。

臨床上は、主として膀胱や直腸の充満が誘因となることが多いといわれています[2]。良好な排泄管理を行うことが予防となりますが、症状が現れた場合、**図4**のフローチャートを基本に治療していきます。自律神経過反射は、原因を除去することで多くは解決しますが、それでも対処できない場合は薬物治療の適応となります。収縮期血圧が150mmHg

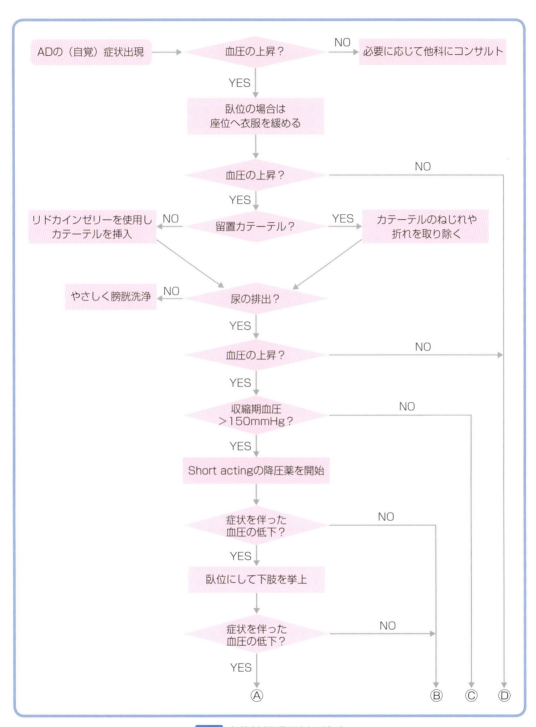

図4 自律神経過反射の治療

Phillips, WT. et al. Clinical manifestations in the chronic stage of SCI. Current Problems in Cardiology. 23, 1998, 656-75. より一部改変

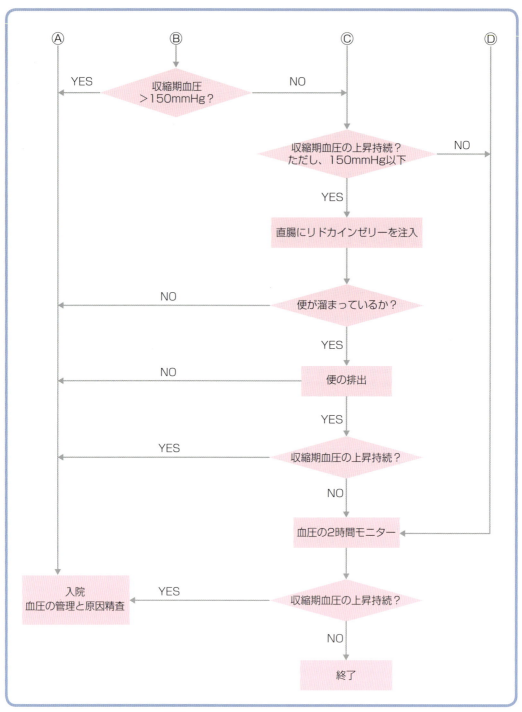

図4 自律神経過反射の治療（続き）

Phillips, WT. et al. Clinical manifestations in the chronic stage of SCI. Current Problems in Cardiology. 23, 1998, 656-75. より一部改変

を超える状態が続いた場合、医師の判断によって降圧薬が投与されます[2]。

3）自律神経過反射の出現後に生じる体調不良に対する工夫

自律神経過反射を生じた日は、症状が治まり血圧が平常に戻っても、体調が優れず活動が制限されることがあります。とくに排便が終了し自律神経過反射も消失した後は起立性低血圧を生じやすいので、訓練や食事、入浴時間の調整が必要です。

4）患者・家族教育

排尿管理においては、間欠導尿での管理は、尿道カテーテル留置や叩打・圧迫での管理よりも有意に自律神経過反射の発生頻度が低いというデータがあります[12]。合併症の管理を良好に行うことが自律神経過反射の予防につながることを、本人はもちろん、家族が知っておく必要があります。今後の生活スタイルにあわせて予防や対処方法を指導することが看護師の重要な役割です。

（工藤仁昭）

ここがPoint

起立性低血圧はリハビリテーション医療をすすめるうえで大きな阻害因子となるため、訓練場面だけでなく日常生活の過ごし方に治療のポイントがあります。自律神経過反射は生命に危険を及ぼす可能性のある合併症です。膀胱直腸障害を中心とした合併症を良好に管理することで予防に努めます。

両者ともに自己管理が最終目標です。そこでの看護師の役割は重要で、原因や発生機序、リスク、治療法を十分に理解しておく必要があります。

引用・参考文献

1) 田島文博．"自律神経障害"．脊損ヘルスケア・基礎編．東京，NPO法人日本せきずい基金，2005, 43-56.
2) 美津島隆ほか．"起立性低血圧と自律神経過反射"．MED REHABIL. 115, 2010, 16-20.
3) Krassioukov, AV. et al. Assessment of autonomic dysfunction following spinal cord injury : rationale for additions to the International Standards for Neurological Assessment. J Rehabil Res Dev. 44 (1), 2007, 103-12.
4) 古澤一成．"脊髄損傷にみられる合併症とその対策：自律神経障害，急性腹症"．MED REHABIL. 52, 2005, 47-54.
5) Linsenmeyer, TA. et al. Silent autonomic dysreflexia during voiding in men with spinal cord injuries. J Urol. 155 (2), 1996, 519-22.
6) Furusawa, K. et al. Autonomic dysreflexia during a bowel program in patients with cervical spinal cord injury. Acta Med Okayama. 61 (4), 2007, 221-7.
7) 古澤一成ほか．頸髄損傷者と起立性低血圧対策．臨床リハビリテーション．16 (6), 2007, 572-5.
8) Gonzalez, F. et al. Autoregulation of Cerebral Blood Flow in Patients with Orthostatic Hypotension After Spinal Cord Injury. Paraplegia. 29 (1), 1991, 1-7.
9) Lynch, AC. et al. Bowel dysfunction following spinal cord injury : a description of bowel function in a spinal cord-injured population and comparison with age and gender matched controls. Spinal Cord. 38 (12), 2000, 717-23.
10) Coggrave, M. et al. Management of neurogenic bowel dysfunction in the community after spinal cord injury : a postal survey in the United Kingdom. Spinal Cord. 47 (4), 2009, 323-30.

11) Furusawa, K. et al. Topical anesthesia blunts the pressor response induced by bowel manipulation in subjects with cervical spinal cord injury. Spinal Cord. 47 (2), 2009, 144-8.
12) Phillips, WT. et al. Clinical manifestations in the chronic stage of SCI. Current Problems in Cardiology. 23, 1998, 656-75.
13) Furusawa, K. et al. Incidence of symptomatic autonomic dysreflexia varies according to the bowel and bladder management techniques in patients with spinal cord injury. Spinal Cord. 49 (1), 2011, 49-54.

2 リハビリテーション看護

9 痙性・痛みの管理

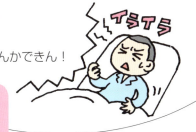

痛くてたまらん！！
こんなのじゃ、
とてもリハビリなんかできん！

○○さん、麻痺している境界のところの
痛みが強くて、イライラしているんです。
先輩、どうしたらいいでしょう？

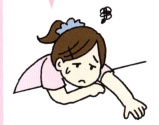

そうねえ……。
まずは神経障害性の痛みなのか、
炎症性の痛みなのか、観察することが必要ね。

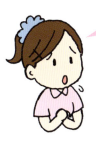

解熱鎮痛薬を服用しても、
効かないとおっしゃるんです。

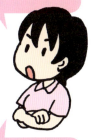

痛みの状況をよく観察して、まず増強する因子を取
り除くことが大切よ。痛みがあるとモチベーション
が下がるので、よく話を聞いてあげてね。

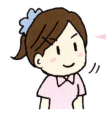

わかりました！
痛みと上手に付き合っていく方法を、
いっしょに探っていきます！

はじめに

　痙性は多くの脊髄損傷者に悪影響を及ぼす可能性のある合併症です。過度な痙性はときに痛みを悪化させ、逆に過度な痛みは痙性を増強させます[1]。また脊髄損傷における痛みは、その定義や調査期間によって異なりますが、80〜90％以上の患者が経験しているといわれています[2]。不十分な管理は日常生活動作（以下、ADL：activities of daily living）に影響するだけでなく社会参加も妨げるので[3]、その管理は非常に重要です。

　ただ両者とも、悪影響ばかりではありません。とくに痙性は、多くの脊髄損傷者が本人も気が付かずにそれを利用して生活しています。

　本稿では、脊髄損傷者が痙性や痛みと、いわゆる"上手にお付き合い"をしていくための知識や技術を述べます。

脊髄損傷における痙性や痛みの特徴

① 痙性

　痙性とは、相動性伸張反射の病的亢進と定義され、骨格筋が他動的、すなわち外からの力で引き伸ばされると、防御反応として、その筋が反射的に収縮する現象です[4]。脳病変の場合は、伸張反射の亢進が速やかに完成し、慢性期の片麻痺では上肢屈曲・下肢伸展の痙縮がしばしば見られます[4]。

　しかし脊髄損傷の場合は、損傷された神経の髄節支配領域以下で出現するため、損傷レベルによって四肢への影響は異なります。また両側に出現し、脳血管障害よりも痙性の程度が強い印象を受けます。実際、脳血管障害では4〜50％、脊髄損傷では60〜80％の患者が、痙性によるマイナスの影響を受けているとする報告があります[5]。

② 痛み

　脊髄損傷に起こり得る痛みには、筋・骨格の痛み、内臓痛、神経障害性疼痛があります[6]。神経障害性疼痛は、体性感覚系の損傷や疾患によって直接的にひき起こされる痛み[7]と定義されており、難治性です。本稿では神経障害性疼痛について述べます。

ケアの実際

① 痙性

1）痙性の利点と欠点

痙性はしばしばリハビリテーション治療の阻害因子となります。しかし脊髄損傷者の生活場面では、欠点ばかりとは限りません。

a. 利点

ADLでは、とくに不全麻痺の場合、筋の緊張を利用して下肢の支持性を保ち、移乗や移動の際に役立てることができます。

痙性による筋収縮は、筋ポンプ作用を発揮し、起立性低血圧を防いでくれます[8]。また、不随意の筋収縮であっても廃用性筋萎縮や骨粗鬆症に対する予防効果[9]、深部静脈血栓症のリスクの軽減[10]、糖代謝に対する有益な作用[11]があることが報告されています。常日ごろの痙性と異なるときは、後述するような、合併症の存在を教えてくれるサインでもあります。

b. 欠点

過度な筋緊張はADLに支障をきたします。四肢の伸展によって更衣動作を妨げられたり、股関節内転筋群の緊張によって間欠自己導尿の動作が困難になったりすることは、日常生活で多々経験します。

歩行可能な脊髄損傷者では転倒、車椅子の使用者ならば車椅子からの転落の危険性がある場合は、ただちに治療を必要とします。また、不随意な筋収縮によって皮膚や軟部組織の圧迫・摩擦を生じることがあり、それらは褥瘡の原因になるので、同様に対応を考えます。

2）痙性が増強する原因

常日ごろの痙性が、何らかの要因によって増強することがあります。姿勢や室温などを調節したり、便の下降などの原因を除外しても痙性の増強が持続する場合は、褥瘡や巻き爪、尿路合併症（感染や結石）、外傷（骨折など）、内臓疾患など、ほかの原因を疑います。

3）痙性への対処（治療を含む）方法

一時的な痙性の増強に対しては、その原因を究明して対処します。

安定した状態では、まずは薬物治療をせずに"欠点"と"利点"のバランスを把握しま

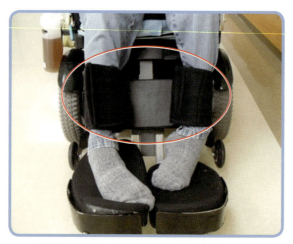

図1 痙性による転落防止（固定帯使用）
痙性で足がステップから落ちないように固定している。落ちると自分で戻せないため、落ちたことに気付かず傷をつくってしまわないための予防である。

す。"欠点"が"利点"を上回るようであれば、薬物療法を開始します。ただし投薬開始後は利点が損なわれることがあるので、日常生活の観察は欠かせません。とくに、筋緊張の低下によって生じる移乗や移動時の膝折れ、血圧の低下、薬物の副作用による眠気などは、大きな事故につながる可能性があります。

　車椅子上での痙性を最小限にするため、理学療法士や作業療法士とともに個々にあったシーティングを行います。痙性によって車椅子から足が落ちるため、ベルトを使用して固定することもあります（**図1**）。ベッド上では、安楽でストレスの少ないポジショニングを行い、不用意に声をかけないことや体位変換を行わないように心がけます。また体位変換時に掛け物を外す際も、素早く外すと痙性を誘発することがあるので、刺激にならないように"優しく"行います。

　冬季には、防寒具などを使用して保温に努めることで、痙性を和らげることができます。また、運動が痙性のコントロールによい影響を及ぼすといわれているので[12]、日ごろから活動性を高め、臥床期間が長くならないようにはたらきかけることも大切です。

4）患者教育

　まずは、痙性そのものが悪いわけではなく、"欠点と利点"があることや、痙性が増強する原因やその対処方法について、患者や家族に伝えておく必要があります。痙性が増強されている際の観察のポイントや対処方法を、具体的に説明します。

股関節内転筋群の痙性が強いと排泄動作の妨げになり、陰部の清潔保持が困難となります。その際は「尻拭き棒」（2章-2「排便管理」p.34）を使用したり、陰部ケアに温水洗浄便座を用いることを指導しています。また、痙性が強いと間欠自己導尿カテーテルの挿入が困難となるので、そのときは無理に施行せず、安静にして深呼吸などで落ち着いてから導尿をするように指導します。

② 痛み

1）痛みの利点と欠点

　脊髄損傷者における痛みは運動機能や精神面に障害をもたらし、ADLやQOL（生活の質：quality of life）の低下を招きます[13]。しかし痛みの増強によって、合併症の存在に気付くこともまれではありません。また痛みが出現することで、車椅子上での除圧や夜間のベッド上での体位変換の必要性を感じて、それを活用している患者もいます。

2）痛みが増強する原因

　"いつもと違う"痛みの増強がある場合は、痙性と同様、合併症の悪化など身体の変調の可能性を考慮すべきです。「脊髄損傷には痛みがつきものだから」と安易に判断しないようにします。予後を含めた将来に対する不安などの精神的な要素も影響します。また、外気の冷たさや冷水の刺激だけでも、強い痛みを訴える人もいます。

3）痛みへの対処（治療を含む）方法

　前述のように、痛みは脊髄損傷者の活動性に影響を与えます。痛みによる不活動は関節拘縮をきたし、できていた動作ができなくなるといった悪循環に陥ります。まずは、運動療法や物理療法などで痛みの軽減を図り、それでも対応できない場合に薬物療法を行います。ただ、神経障害性疼痛の第一選択とされ、従来の薬剤に比べると良好な結果をもたらすことが多いプレガバリン[14]などでも、痛みを完全に除去することは困難です。

　痛みの管理における看護師によるケアは非常に重要です。脊髄損傷者の話を肯定的にとらえることが大事で、「風が痛い」「物が当たっているところが痛い」と訴える際には、風が直接当たらないよう衣類や寝具を工夫します（図2）。また入浴の際、「温水が直接当たると痛い」という患者には、タオルを身体の上に置き、シャワーの水量や温度を調節し、痛みが軽減されるようにします。

　痛みによる活動性の低下を起こさないためにも、痛みの話を傾聴して共感的態度で接し、やる気を引き出すかかわり方を心がけます。

　つねにこうした配慮をしていますが、患者と医療者の間に十分な信頼関係ができた後で、

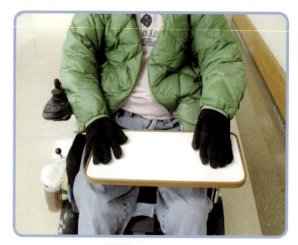

図2 痛みの予防
寒さを予防するためではなく、風が当たるのを避けるようにする。
夏の冷房を避けるのも一つである。
手袋は、物が当たると痛みを感じるため、予防的に装着する。

症状が安定していれば、痛みについて必要以上に尋ねないようにしています。慢性疼痛の発現には少なからず心理的な側面が関与しているので、"痛み"から意識を遠ざけるためです。

4）患者教育

多くの場合、痛みは完全には消失しませんが、必ず上手に付き合いながら日常生活が送れるようになることを伝え、そのための方法を患者とともに考えます。

何らかの活動に集中することで、痛みの軽減が図れるといわれているため、痛みが緩和するような趣味・余暇活動、運動などをいっしょに見つけ、参加する方法や環境を整える援助をします。またピアカウンセリングも有効で、同じ痛みをもった患者と情報交換ができるように、患者会への参加をすすめています。そして、これらのサポートは社会復帰後も継続し、いつでも相談できるような関係づくりを目指します。

（植村弘恵）

> **ここが Point**
>
> 脊髄損傷における痙性や痛みの良好な管理とは、その利点と欠点を把握して"上手にお付き合いする"ことです。そのために、まずは医療従事者が利点と欠点を十分に理解して、脊髄損傷者やその家族に伝える必要があります。そのなかで看護師は、患者のリハビリテーションや日常生活への意欲が湧くように意識したかかわりが大切です。

◆ 引用・参考文献 ◆

1) Sezer, N. et al. Chronic complications of spinal cord injury. World J Orthop. 6 (1), 2015, 24-33.
2) Dijkers, M. et al. Prevalence of chronic pain after traumatic spinal cord injury : a systematic review. J Rehabil Res Dev. 46 (1), 2009, 13-29.
3) Barclay, L. et al. Social and community participation following spinal cord injury : a critical review. Int J Rehabil Res. 38 (1), 2015, 1-19.
4) 出江紳一. "病態生理と評価". 脊髄損傷のリハビリテーション. 千野直一編. 東京, 金原出版, 2005, 92-9, (リハビリテーションMOOK, 11).
5) Gunduz, A. Outcomes in spasticity after repetitive transcranial magnetic and transcranial direct current stimulations. Neural Regen Res. 9 (7), 2014, 712-8.
6) Siddall, PJ. Management of neuropathic pain following spinal cord injury : now and in the future. Spinal Cord. 47 (5), 2009, 352-9.
7) Loeser, JD. et al. The Kyoto protocol of IASP Basic Pain Terminology. Pain. 137 (3), 2008, 473-7.
8) Gorgey, AS. et al. Relationship of spasticity to soft tissue body composition and the metabolic profile in persons with chronic motor complete spinal cord injury. J Spinal Cord Med. 33 (1), 2010, 6-15.
9) 伊藤良介. "痙性". 脊髄損傷リハビリテーション実践マニュアル. 陶山哲夫編. 東京, 全日本病院出版会, 2002, 137-9, (Med Rehabil, 22).
10) Gorgey, AS. et al. Relationship of spasticity to soft tissue body composition and the metabolic profile in persons with chronic motor complete spinal cord injury. J Spinal Cord Med. 33 (1), 2010, 6-15.
11) Bennegard, GM. et al. Higher glucose uptake in paralysed spastic leg. Spinal Cord. 46 (2), 2008, 103-6.
12) Adams, MM. et al. Comparison of the effects of body-weight-supported treadmill training and tilt-table standing on spasticity in individuals with chronic spinal cord injury. J Spinal Cord Med. 34 (5), 2011, 488-94.
13) Sezer, N. et al. Chronic complications of spinal cord injury. World J Orthop. 6 (1), 2015, 24-33.
14) Baastrup, C. et al. Pain in spinal cord injury. Pain Manag. 2 (1), 2012, 87-94.

2 リハビリテーション看護

10 性に関する援助

事故でこんな身体になってしまい、妻に迷惑ばかりかけている。この先、子どもができるかどうかだってわからない……。

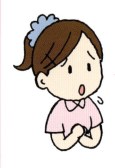

○○さん、かなり落ち込んでて、新婚の奥さまに申し訳ない、離婚したほうがいいのだろうか、っておっしゃるんです。その理由が……その……この先の家族計画っていうか……。

大事なことですよね。デリケートな問題なので言いにくいし、男性患者さんは女性の看護師さんには相談しづらいかもしれないね。担当セラピストのぼくが一度、話してみようか。

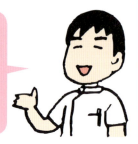

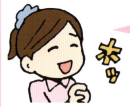

はい、ぜひお願いします！　私たちは、奥さまのフォローをします。後ほど、報告し合いましょう。

脊髄損傷者の性の特徴

　脊髄損傷者における性機能の障害は、造精機能障害、勃起障害、性交障害、射精障害、分娩障害の5項目に分類できます[1]。解剖学的に男性と女性では異なる部分があります。受傷直後は生命維持やほかの医療的な問題が優先されますが、急性期を過ぎると性機能や生殖能力についての回復への不安を強く感じるようになります。

　しかし、日本人の性に対する考えが海外ほど開けていないことや、脊髄損傷者は男性の割合が多いのに対して看護師は異性である女性が多いことから、看護師が患者に面と向かって性について話をすることに積極的にはなれないことが多いのが現状です[2]。脊髄損傷者の社会復帰を目標にするうえで、患者の性に関する悩みや不安についての問題に向き合う看護が必要となります。

① 造精機能障害

　脊髄損傷者の精液を調べると精液量、精子数、運動率、奇形率ともに不良であるという結果が得られています[3]。これは、慢性的な尿路感染症や精巣上体や精管の機能低下による精液の流れの停滞、精巣の温度上昇による造精機能の障害が考えられます[3]。この障害を予防・軽減するためには、尿路感染症を予防することや陰嚢に熱がこもらないようにすること、定期的な射精などがあります。受傷後は、経過とともに造精機能が低下する傾向があるといわれていますので、できるだけ早い時期から対策が必要です。

② 勃起障害

　勃起障害は、麻痺のレベルによって異なりますが、頻度は高くなります。核上型の場合は、生理的ではない反射性勃起がみられ、核下型の場合は交感神経性で膨らむ程度の性的勃起がみられる場合と、まったく勃起がみられない場合があります[4]。性的勃起が起こらない場合は、シルデナフィルクエン酸塩による内服療法、陰圧式勃起補助具の使用、陰茎海綿体内に直接血管拡張薬を注射する海綿体注射法による誘発や、陰茎海綿体内にシリコン製棒状物を埋め込む手術療法などの治療があります[1]。

③ 性交障害

　男性の場合は、勃起持続時間がコントロールできれば性交は可能です[1]。この場合は、女性上位や側臥位が一般的ですが、お互いがリラックスできる体位の工夫が必要です。女性の場合は、股関節の拘縮や下肢の痙性による体位困難や膣の潤滑不足、尿・便失禁など

の問題があり、それぞれにおける対策が必要となります[1]。どのように性交するのかについては、カップルそれぞれが話し合っていくことが必要です。

④ 射精障害

射精障害は、前述した勃起障害よりも高率で起こります。射精に関係する神経はT12〜L3にあると考えられており、この範囲に障害があると射精は起こらないといわれています[4]。性的な欲求は失われてしまうわけではありませんが、勃起が起こっても、射精やそれにともなうオーガニズムは失われてしまう場合が多いため、自信や自尊心の喪失という心理的な影響が大きくなります[3]。

また、射精障害による妊孕性が大きな問題であり、人工的な射精や外科的に精液を採取する方法などの対応が行われています。さらに、採取した精子を凍結保存しておくことで、パートナーと巡り合い子どもが欲しいと思ったときに顕微授精を含む人工授精などの方法で子どもをもつことにチャレンジすることができます。

⑤ 分娩障害

脊髄損傷者の男女比は約4：1と女性が少なく、かつ、その女性も中高齢での受傷が多いために[5]、妊娠、出産に至るケースは少ないのが現状です。

女性の脊髄損傷者では、受傷直後、月経が消失する場合がありますが、Charlifueら[6]の調査で、受傷後1年までには89％で月経が再開したという報告があります。月経は女性ホルモンに強く影響されていることから、脊髄の損傷が直接的に影響することはないといわれています。また、妊娠においても、McGregor[7]が「生殖可能年齢にある女性脊髄損傷者の受精は可能である」と述べており、月経周期が戻れば妊娠は可能となります。

出産において、T10レベル以下の障害では陣痛を感じますが、T9レベル以上では子宮の痛みを感じることなく無痛分娩となる可能性があります[8]。この場合は、早産に気付かないことや墜落分娩の危険があります。また、子宮収縮にともなう強い痙性や自律神経過反射などの症状で陣痛を感じることもあります。T6レベル以上の障害では、分娩時に極度の自律神経過反射が起こることがあるので、血圧の上昇に注意が必要です。

⑥ 妊娠によるADLへの影響

妊娠による腹部の増大や体重の増加によって、自立していたADLに介助を要するようになる場合があります。例えば、導尿や摘便時に手が届かなくなることや、下半身の更衣動作ができなくなることや、靴下や靴が履けなくなることなどです。また、体型の変化による座位バランスの低下にも注意が必要です。とくに、車椅子からの移乗動作においては

転落の危険性もありますので、適切な監視や介助が必要となります。妊娠中の服薬についても妊婦にとっては重大な問題であり、日常服薬している緩下薬や鎮痛薬、痙性に対する薬剤などを中止することによる症状の出現への対応が必要です。

性に関する援助の注意点

脊髄損傷者の性に関する問題は、性行為（勃起や性的な快感）の問題と妊孕性（射精・妊娠・出産）の問題と大きく2つに分けて考えます。この2つの問題にかかわるすべてにおいて、一つの施設で対応することが理想ですが、現実的には困難です。ここでは、当センターで行っていることを中心に述べます。

① 患者が問題を表出する相手

男性と女性では、受傷後に生じる性機能の障害に違いがありますが、両者とも自分に起こっているその障害について関心があり、重要な問題と認識しています。しかし、性的なニードは、男女を問わず個人差が大きく、積極的に医療従事者にかかわってもらいたい場合や、この問題に触れてほしくないと考える場合があります。したがって、当センターにも、どの時期にどのように看護師がかかわるのかを明記したマニュアルはありません。実際に患者が性に関する問題を表出する相手は、人間関係が良好に築けている担当の看護師やセラピストであることが多く、看護師は主治医への情報の橋渡しを行っています。担当の看護師が、臨床経験の浅い場合や専門的な知識の少ない場合は、性の問題について相談を受けてもアドバイスができないことがあります。

さらに、なかには、性に関する話題を口にすることに精神的な苦痛や緊張感を覚える看護師もいます。これらの場合は、経験豊富な看護師が適切に対応します。実際には、患者も性の問題については非常にデリケートになっており、看護師の言動から適切な者を察知して相談するようです。当センターの調査[9]では、看護師・セラピストのうち47.1%のスタッフが性に関する相談を受けたことがあると答えています。また、相談を受けた内容をみると、女性が多い看護師では「妊孕性に関すること」、男性が多いセラピストでは「性行為に関すること」が多く、その内容で相談する相手を選んでいるという結果でした。これにより、「性の障害は非常にデリケートかつプライバシーにかかわる問題であること」「脊髄損傷者は、異性ではなく同性の医療従事者、あるいは良好な人間関係を築いている医療

従事者のかかわりを求めていること」がわかります。

② 患者への直接的な対応

　脊髄損傷のリハビリ医療に携わる者が直接的に対応できることは、受傷後に内性器を守るために、内性器と近い尿路を守るべく適切な排尿管理を行い、尿路感染を最小限にすることです。また、勃起障害や射精障害に関することは泌尿器科医、妊孕性に関することは不妊専門外来や相談センターなどに紹介することが賢明です。

　看護師の重要な役割は、脊髄損傷者が性に関する希望や不安を言いやすい環境をつくり、間違った情報を知識として得てしまわないこと、入院中に解決できる問題を退院後に持ち越さないこと、退院後に相談できる窓口の情報を提供することです。

（古好裕子）

ここがPoint

　脊髄損傷者にとっての性の問題はもっとも重要な心配事のひとつであるといわれています[10]。医療従事者の重要な役割は、脊髄損傷者が恋愛や結婚、出産、夫婦生活などに前向きに考えることができるように性に関する正確な知識や情報を提供し、障害をもっていても人生を楽しく過ごせるように支援することです。

◆ 引用・参考文献 ◆

1) 岩坪映二. "脊髄損傷でおこる性の障害". 脊髄損傷者のための性と出産のガイドブック. 東京, 三輪書店, 1996, 21-41.
2) 宮内康子. "セクシャリティの問題をかかえる脊髄損傷者へのかかわりの方法と実践". リハビリテーション看護とセクシャリティ. 東京, 医歯薬出版, 2003, 13-7.
3) 小田原靖. "障害者における妊孕性の問題". 性機能障害治療マニュアル. 2005, 48-53, (Monthly Book Medical Rehabilitation, 53).
4) 徳弘昭博. "性機能の障害". 脊髄損傷・日常生活における自己管理のすすめ. 第2版. 東京, 医学書院, 2001, 73-90.
5) 時岡孝光ほか. "治療対象者の現状". 脊髄損傷の治療から社会復帰まで：全国脊髄損傷データベースの分析から. 全国脊髄損傷データベース研究会編. 東京, 保健文化社, 2010, 9-22.
6) Charlifue, SW. et al. Sexual issue of women with spinal cord injuris. Paraplegia, 30 (3), 1992, 192-9.
7) McGregor, J. Autonomic hyperreflexia a mortal danger for spinal cord-damaged women labor. Obstet Genecol. 151 (3), 1985, 330-3.
8) 永松秀樹. "脊髄損傷女性の性機能障害". 前掲書3). 7-10.
9) 吉岡ゆかり. 脊髄損傷患者へのサポートモデルをめざして. 日本生殖看護学会誌. 13 (1), 2016, 69-72.
10) 岩坪映二. "脊髄損傷者の諸問題と性機能". 前掲書1). 43-74.

3 退院支援

3 退院支援

1 社会復帰に向けた環境調整

手も足も不自由になって、もう仕事に復帰することもできないよ。

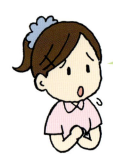

○○さんは、まだ20歳代とお若いし、四肢麻痺はあるけれど、何とか仕事に復帰できるように支援できないものでしょうか？

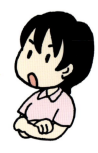

職場復帰を目標にするなら、入院時から計画的に環境を調整していく必要があるのよ。

環境の調整って、看護師は何をすればよいのですか？

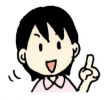

環境調整には、4つの環境があるのよ。それぞれについて、くわしくみていきましょう。

表1 環境の分類

物理的環境	家屋環境（自宅見取り図や写真）、近隣の道路・交通機関・交通量・店・公共サービス機関など
制度的環境	家屋環境（自宅見取り図や写真）、近隣の道路・交通機関・交通量・店・公共サービス機関など
人的環境	家族構成・家族の役割 介助者の選択・第一介助者が不在時の代行者の選択など
社会・文化的環境	脊髄損傷者の住む地域性（都会か地方か）・公共施設や文化施設の有無と所在・アクセシビリティ 知人のいる地域かいない地域かなど 仕事・学校・家事・趣味・遊び・気分転換など

二瓶隆一ほか編著．"作業療法"．頸髄損傷のリハビリテーション．第2版．東京，協同医書出版社，2013，220-1．を参考に作成

脊髄損傷者における「環境」とは

　脊髄損傷者の社会復帰後の生活の「環境」には、「物理的環境」「制度的環境」「人的環境」「社会・文化的環境」がある[1]といわれています。リハビリテーション（以下、リハビリ）医療においては、脊髄損傷者がquality of life（QOL）の高い生活ができるように、これらの環境を調整します（**表1**）。

脊髄損傷者における環境調整の特徴

　リハビリ医療を開始する際には、短期と長期のゴール設定が不可欠で、環境調整も適切なゴールを設定したうえで成り立ちます。すなわち、長期ゴールまで見据えて、その達成のための準備をしていくことになります。脊髄損傷者の環境調整を進めるうえで認識しておくべきことは、①完全麻痺の場合は、ADLが自立する者でも多くの移乗動作は車椅子から直接行うこと（物理的環境）、②受傷機転と年齢によって社会復帰に向けて利用すべき制度が異なること（制度的環境）、③脳血管障害などと比較して若年者が多く、理想的なゴールの1つは職業復帰であること（社会・文化的環境）などです。

① 物理的環境

　脳血管障害者の多くは片麻痺ですが、脊髄損傷者は四肢麻痺あるいは対麻痺（両下肢麻

痺）となります。そのため、完全麻痺では残された上肢の機能を使用して車椅子で生活をします。家庭復帰を目指すならば、物理的環境の調整としては、家屋の改造や福祉機器の設置、車の改造などが必要です。完全対麻痺の場合は、片麻痺などの障害と異なり、トイレやベッドなどへの移乗は車椅子から直接行うため、それを考慮した家屋改造を行う必要があります。完全四肢麻痺で移乗動作が全介助の場合は、リフターの設置を行うこともあります。

② 制度的環境

Shinguら[2]によると、わが国の脊髄損傷者の受傷時の年齢は、20歳と59歳にピークをもつ二峰性の分布を示します（1章-1「脊髄損傷者のリハビリテーション」図1、p.8参照）。また、受傷機転もさまざまです。年齢に応じて、障害者基本法や身体障害者福祉法・身体障害者自立支援法、介護保険法に基づいた制度、受傷機転によって、自動車損害賠償保障法や労働者災害補償保険法などに基づいた制度による保障が適応されるので、それを理解してほかの環境調整に活用します。

③ 人的環境

人的環境の調整において、医療従事者がまず行わなければならないのは、家族を含めた脊髄損傷者にかかわるすべての人に、「脊髄損傷」のことを理解してもらうことです。そのうえで、日常生活における健康管理について家族へお願いをして、それが困難な場合は第三者の人的援助が受けられるように準備をします。

④ 社会・文化的環境

脊髄損傷者は社会参加の機会が少なくなりますので、家庭復帰をゴールとしても、それを促進するようなはたらきかけが必要です。さらに、職業復帰まで視野に入れる場合は、職場環境の調整も必要です。これらが、社会・文化的環境の調整になります。近年のinformation technology（IT）の発展・普及により、重度の障害を有する方にも就労のチャンスが出てきました。一般的に、若年の脊髄損傷者はコミュニケーション能力や認知機能の低下はともなわず、四肢麻痺でADLの多くに介助を要する方も在宅で就労が可能です。可能であれば、リハビリ医療期間中に、ポインティングデバイスの工夫など、パソコンやインターネットを使用する環境を整えておきます（図1～3）。

脊髄損傷者の社会復帰に向けた環境調整は時間がかかるため、慢性期・回復期では、入院時からリハビリ訓練や合併症の管理と並行してすすめていきます。その際には、「早めに取りかかることが、より良い環境調整につながること」を脊髄損傷者や家族に十分に説明

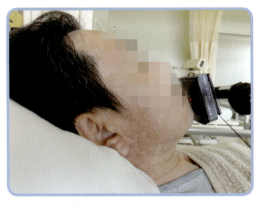

図1 顎マウスの操作

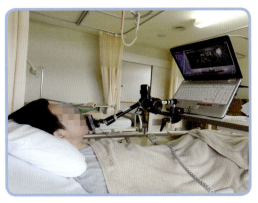

図2 パソコン操作

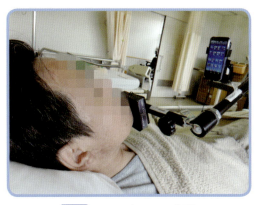

図3 スマートフォン操作

しておく必要があります。

脊髄損傷者の社会復帰に向けて看護師が行う環境調整

　看護師は、病棟で、治療や訓練進行度に応じてADL訓練やその指導、健康管理教育を行います。当センターでは、社会復帰までの全体の流れを表記し、そのなかで今、脊髄損傷者がどの位置にいるのかを把握したうえで、目標を見失わないようにするために「脊髄損傷者日常生活自立目標シート（患者さん用）」（**表2**）を作成しています。これは「目標達成のためにはどのような準備が必要か」（環境調整）の説明をする際にも活用しています。

表2 脊髄損傷者日常生活自立目標シート（患者さん用）

　　　　　　　　　様　　　　　脊髄損傷者日常生活自立目標シート（患者さん用）　　　担当看護師（　　　）

*進み方、目標には個人差があります。主治医、担当看護師と相談しながら一歩ずつ進みましょう。

時期	入院〜1ヶ月	2〜3ヶ月	4〜5ヶ月	退院
目標	入院生活に慣れましょう 自分の体を理解していきましょう	病室での日頃の動作もリハビリです できる事を増やしていきましょう	退院後のことを考えながら調整しましょう	
退院までの流れ	初期評価 退院後の方向性の確認 □家に帰る　□家の見取り図、図面を提出 □施設入所　□施設申し込み 脊髄損傷 第2版 売店販売中 3,672円	中間評価 □スタッフミーティング （家族と一緒に、今後について相談） 相談員が日程を調整します □介護保険申請 □医師による脊髄損傷の教育 偶数月の水曜日の16時に、4回シリーズで授業があります	最終評価 □家庭訪問（　／　）□自宅改修・着工（　／　） □身体障害者手帳（　　級） □車椅子完成（　／　） □介護支援事業所の決定	□試験外泊（　／　）
生活動作				
食事	□介助で食事を食べる □自排尿 □胃瘻・胃瘻・腸瘻から注入する	□自分で食べる訓練 □自分または介護者が注入する訓練		□排尿管理が自分または介護者でできる
排尿	□自排尿 □介助導尿 □ナイトバルンの使用 □尿道留置カテーテル □膀胱瘻	□ベッド上自己導尿 □ナイトバルンの自己留置	□トイレでの導尿 □夜間の導尿 □導尿・ナイトバルンの片付け	
排便	□ベッド上での排便介助 □トイレでの排便介助	□ケア室での自己排便 □トイレでの自己排便		□排便管理が自分または介護者でできる
入浴・清潔	□機械浴 □清拭	□背損風呂（いざり浴）	□家庭の風呂	□清潔が自分または介護者でできる
洗面・整容	□介助で歯磨き □介助で顔を拭く □介助で髭剃り □介助で髪を整える	□自分で歯磨き □自分で顔を拭く □自分で髭剃り □自分で髪を整える		□洗面・整容が自分または介護者でできる
乗り移り動作	□リフターの使用 □介助で乗り移り	□ベッドから車椅子へ乗り移り自立		□乗り移り動作が自分または介護者でできる
移動手段	□歩行 □車椅子駆動介助 □ストレッチャー	□車椅子駆動自立		□自分または介護者によって移動できる
床ずれ予防（褥瘡予防）	□介助で体の向きを変える	□自分で体の向きを変える	□自分で皮膚のチェック	□自分または介護者で床ずれ予防ができる
着替え	□介助で着替える	□自分で着替える		□自分または介護者で着替えができる

確認日・サイン　（　／　）（　／　）（　／　）（　／　）（　／　）（　／　）（　／　）（　／　）

吉備高原医療リハビリテーションセンター看護部作成."脊髄損傷者日常生活自立目標シート（患者さん用）". 2015. 一部改変

① 物理的環境の調整

看護師が行う物理的環境の調整は、トイレや浴室などのハード面にとどまらず、排尿管理に適したカテーテルや必要物品の選択、排便管理に適した薬剤の選択、入浴方法の決定、褥瘡予防のためのマットや体位交換枕の選択、車椅子移乗のために必要な器具の選択などをします。これらは、日常生活に密に接している看護師がもっとも大きな役割を担う領域で、脊髄損傷者の訓練の自立度や介助者の介入度を評価し、理学療法士や作業療法士とともに調整していきます。

② 制度的環境の調整

制度的環境の調整では、入院前より医療ソーシャルワーカー（MSW）が介入しますが、入院後は看護師がより細かなニーズを把握し、MSWとともに経済的・心理的不安を軽減するように支援します。

③ 人的環境の調整

人的環境の調整では、脊髄損傷者のADL自立度を評価し、退院後の生活様式に合わせた介助について、家族へ指導・教育を行います。前述のように、キーパーソンとなる方を的確に把握し、「脊髄損傷」のことを理解してもらうことから始まります。家族による介護の態勢を整える際には、脊髄損傷者の介護とそれ以外の生活とのバランスに気を付けます。介護者のQOLも十分に考慮した「長続きする態勢」が必要です。社会・文化的環境の調整にもつながりますが、そのためには、社会復帰後の福祉や介護のサービスの利用が不可欠です。看護師は、脊髄損傷者や家族が実際に望んでいるサービスを把握したうえで、的確に情報提供を行い、制度を円滑かつ有効に利用できるように努めます。

④ 社会・文化的環境の調整

社会・文化的環境調整では、復学や職業復帰をする際に、主治医・MSW・リハビリスタッフからだけでなく、看護師からも学校や職場に情報を提供します。また、脊髄損傷者や家族が入院中から社会参加できるように外出や外泊、脊髄損傷患者会や障害者スポーツイベントへの参加を勧めていきます。

まとめ

環境調整の良否が、脊髄損傷者や家族の今後の人生を左右します。入院中、脊髄損傷者

やその家族と接する時間が長く、"環境調整"においても彼らのニーズをとらえるチャンスがもっとも多いのが看護師です。脊髄損傷者や家族が納得するような環境調整案を共に考え、彼らが社会復帰を前向きにとらえることができるよう支援していくことが、看護師の務めであると考えます。

（宮本利美）

ここがPoint

環境には、「物理的環境」「制度的環境」「人的環境」「社会・文化的環境」があります。回復期・慢性期の脊髄損傷者の社会復帰に向けての環境調整は、脊髄損傷者・家族の意向を踏まえて、入院後早期より開始することが大切です。

引用・参考文献

1) 二瓶隆一ほか編著. "作業療法". 頸髄損傷のリハビリテーション. 第2版. 東京, 協同医書出版社, 2013, 220-1.
2) Shingu, H. et al. A nationwide epidemiological survey of spinal cord injuries in Japan from January 1990 to December 1992. Paraplegia. 33 (4), 1995, 183-8.
3) 時岡孝光ほか. "治療対象者の現状". 脊髄損傷者の治療から社会復帰まで：全国脊髄損傷データベースの分析から. 労働者健康福祉機構全国脊髄損傷データベース研究会編. 東京, 保健文化社, 2010, 9-21.
4) 樋口キエ子ほか. 患者が求める退院支援に関する研究：退院後の患者家族の退院支援への要望・意見から. 順天堂大学医療看護学部医療看護研究. 4 (1), 2008.
5) 藤澤まこと. 医療機関の退院支援の質向上に向けた看護のあり方に関する研究（第1部）：医療機関の看護職者が取り組む退院支援の課題の明確化. 岐阜県立看護大学紀要. 12 (1), 2012, 57-65.
6) 德弘昭博. "社会福祉制度". 脊髄損傷：日常生活における自己管理のすすめ. 第2版. 東京, 医学書院, 2011, 159-74.
7) 生方克之ほか. "社会資源を使いこなす". 脊損ヘルスケア・Q＆A編. 東京, NPO法人せきずい基金, 2006, 81-92.
8) 伊東利洋. そのまま使える！図解説明社会保険制度指さしガイド. 愛知, 日総研出版, 2012, 78-86.
9) 奥宮暁子ほか編著. "リハビリテーション看護におけるアセスメントの視点". 専門性を高める継続看護：リハビリテーション看護実践テキスト. 東京, 医歯薬出版, 2008, 34-8.

3 退院支援

2 職業復帰・復学、障害者スポーツ

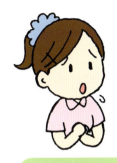

これまで、脊髄損傷患者さんの看護について一通り学んできました。前回は、社会復帰に向けて、というテーマでしたが……。

最後は、もっと踏み込んで、「職業復帰、復学」よ。やはり、患者さんが社会で生きていくことを考えたときに、目指したい理想のゴールだと思うの。それと、「障害者スポーツ」。健康面だけではなく、患者さんが障害とともに、日々を前向きに生きていくために、積極的に支援したいわよね。

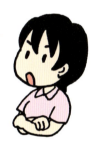

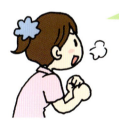

そうですよね。2020年には、東京パラリンピックも開催されますし。
どうせなら、目指せ！パラリンピック!! ですよ。

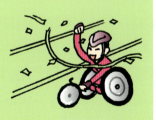

気が早いわね（笑）。じゃあ、まずは、脊髄損傷患者さんの復職・復学の現状や、障害者スポーツの実施状況からみていきましょう！

はじめに

脊髄損傷のリハビリテーション（以下、リハビリ）の目標は、QOLの高い社会生活をおくることにあります。そのために看護師は、障害や合併症の自己管理について指導を行い、患者・家族の希望を考慮した個々に適するゴールに向かえるように援助していきます。

職業復帰は、脊髄損傷者の生活基盤を確立し、経済的、社会的自立に導く理想的なゴールの1つです。また、働くことを通して自分が社会に役立っているという実感は自己の存在証明であり、自分の価値や自尊心、自己効力感につながり[1]、それらを見失いがちな脊髄損傷者にとっては、前向きに生きるための原動力にもなります。

障害者スポーツも心身の健康を維持し活動性を高めるだけでなく、スポーツを通してほかの脊髄損傷者とふれあい、情報交換の場にもなります。何よりスポーツをすることで得られる自己の成長は、脊髄損傷者のQOLの向上につながることがわかっています。

今回は、脊髄損傷者の職業復帰・復学、障害者スポーツへの参加について、その重要性とそれを支援する看護師の役割について述べます。

脊髄損傷者の社会復帰の現状

1997～2006年度の「全国脊髄損傷データベース」の調査によると、脊髄損傷者2,838例の社会復帰率は、職業復帰6.6％、復学2％、職業リハビリセンターへの移行が1％で、約10％となっています[2]（図1）。さらに、1997～2006年度の10年間を、1997～2001年の前半5年と2002～2006年の後半5年に分けてリハビリ医療の転帰を比較すると、職業復帰・復学・職業リハビリの移行に至った者はそれぞれ11.4％、8.6％で、後半の5年間で有意に減少しています[2]（図2）。脊髄損傷のように、社会復帰までのリハビリ医療に比較的長期間を要する疾病や障害においては、そのソーシャルシステムの整備が急務です。

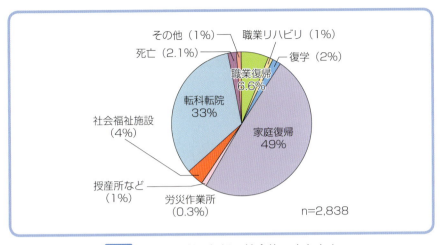

図1 脊髄損傷者の転帰・社会的アウトカム

徳弘昭博．"職業復帰と社会的アウトカム"．脊髄損傷の治療から社会復帰まで：全国脊髄損傷データベースの分析から．労働者健康福祉機構全国脊髄損傷データベース研究会編．東京，保健文化社，2010，118-9．を参考に作成

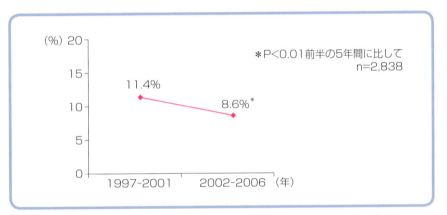

図2「職業復帰・復学・職業リハビリへの移行」の割合の推移

徳弘昭博．"職業復帰と社会的アウトカム"．脊髄損傷の治療から社会復帰まで：全国脊髄損傷データベースの分析から．労働者健康福祉機構全国脊髄損傷データベース研究会編．東京，保健文化社，2010，118-9．より改変

脊髄損傷者の職業復帰・復学の流れ

　脊髄損傷者が職業復帰するということは、社会的、経済的に自立することで高いQOLが得られるという点、さらに納税者として社会復帰するという点で大きな社会的意義があります。生産年齢で受傷した脊髄損傷者では、必ず、職業復帰の可能性を評価します。当然、急性期では詳細には評価できませんが、1人の脊髄損傷者の長期ゴールは1つですの

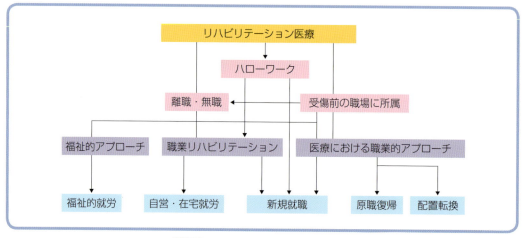

図3 職業復帰への大まかな流れ

德弘昭博．"職業復帰と社会的アウトカム"．脊髄損傷の治療から社会復帰まで：全国脊髄損傷データベースの分析から．労働者健康福祉機構全国脊髄損傷データベース研究会編．東京，保健文化社，2010，118-9．より改変

で、受傷からどの時期の医療を担当しようとも、その評価は不可欠です。また、脊髄損傷者にかかわるすべての職種が、そのゴール設定や評価内容を共有しておくことも大事です。

① 職業復帰の場合

社会人である脊髄損傷者の場合、まずは受傷前の職場への復帰（原職場復帰）の可能性を検討します。原職への復帰か、それが困難な場合は、職場内での配置転換を対応します。この場合は受傷前の職場を離職していませんので、基本的には職業リハビリの制度は利用できず、リハビリ医療のなかでアプローチすることになります。

職業リハビリセンターは、一般的にはリハビリ医療が終了し、おもに職業をもたない求職者を対象としており、基本的にADLの自立が入所の条件となります。例えば、原職場復帰が困難で受傷当時に所属していた会社を退職した脊髄損傷者は、職業リハビリの制度を利用することができます。ADLについては、近年、IT（information technology）の発展・普及により重度の障害を有する者にも在宅での就労の機会が増えてきていますので、介助を要する状態でも対応している職業リハビリセンターもあります（図3）。

② 復学の場合

復学は社会復帰の第一歩であるとともに、就労など将来の可能性を広げるものです。学生の場合は、できるだけ元の学年で慣れた先生、友人のもとに戻ることが望ましく[3]、もっとも社会復帰の時期を考慮すべき脊髄損傷者といえます。円滑に学校生活に復帰するために、入院時に本人と家族に復学の意思を確認し、学校にも早期に伝え、協力を依頼する

必要があります。そのために病院スタッフが学校を訪問し、段差や階段、車椅子での動線や排泄の場や休息場所などの環境チェックを行い、学校長や担任教諭、養護教諭、補助教諭などに障害や合併症について理解してもらうようにしていきます。

職業復帰・復学に向けた看護師の役割

　職業復帰や復学をゴールとした場合、ADLや合併症の予防方法が大きく変わることはありませんが、その時間帯や場所の調整、手技に工夫を要するものがあります。就労時間や就学時間内に実施する必要のある排尿管理や皮膚管理、体温調整、時間内にする必要はありませんが、在宅での実施時間を工夫するとよい排便管理や入浴動作などが代表的です。これらについて、実際に本人や家族に指導したり、職場や学校側にも理解してもらうために具体的に説明をしたり、さらに必要ならば、利用する公的サービスの調整をすることが看護師の役割となります。

① 排泄管理、皮膚管理、体温調節

　排尿管理はもっとも重要です。有熱性の尿路感染を生じると、その治療のために社会生活の中断を強いられます。職場や学校で導尿などの排泄場所と時間を確保することがポイントです。また、尿や便の失禁時には、脊髄損傷者の自尊心が守られるような気遣いが必要です。排便管理は長時間かかることやその後の便失禁を考慮して夜間に行う脊髄損傷者も多く、その場合は、入院中、社会復帰の見通しが立ったころに夜の時間帯へとシフトしていきます。

　実際の職場・学校での環境で行える褥瘡予防のための除圧の工夫や、起立性低血圧の症状を緩和するための姿勢、うつ熱を予防するための衣類の調整などは本人に指導したうえで、職場の方にも理解していただくように努めます。また、社会のなかでの人間関係を良好にするためには、脊髄損傷者自身が自分の障害についてよく理解し、周囲の人々に理解や助けを求める姿勢も重要です。

② 患者同士の交流

　長期間の入院生活を経て職場復帰・復学することは大きな不安を感じるものですが、すでに社会復帰した脊髄損傷者との交流の機会を設けたりすることで、退院後の生活の不安の軽減になると考えます。脊髄損傷者同士のつながりは、退院後の生活にも困ったときに

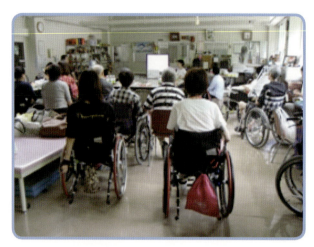

図4 当院に入院した脊髄損傷者と家族の会「KIBIはーとふる・FAMILY」

相談できたり、趣味活動を一緒に行ったりなど良い影響を与え合うことができます。看護師は入院中にほかの脊髄損傷者との交流が図れるように配慮する必要があります（**図4**）。皆さんの職場に脊髄損傷者の方が少ないようであれば、当センターにご連絡いただければ、交流を図れる手段を講じていきたいと思います。

障害者スポーツへの参加

① 障害者スポーツの意義

　Ludwig Guttmannは、1943年に英国のStoke Mandeville Hospitalにおいて脊髄損傷者にスポーツを導入し、身体機能の回復訓練、心理的効果などに大きな成果をもたらすことを示しました。障害者がスポーツをする意義について「障害者がスポーツを行うと、身体の調子や心の動きを良い状態に保持することができ、これは社会への再適応を助け、また働いている障害者にとって余暇活動の理想的型式である」と述べています[4]。その後、日本でも1964年に東京パラリンピックが開催され、障害者スポーツの発展のきっかけとなっています。

② 障害者スポーツの実施状況

　しかし、笹川スポーツ財団の調査[5]では、障害者の過去1年間のスポーツ・レクリエー

ションの実施状況は、「体力がない」「金銭的余裕がない」「時間がない」「仲間がいない」「交通手段・移動手段がない」などの理由で、車椅子使用の肢体不自由者では23.7％となっています。これは、成人の年1回以上の運動・スポーツ実施者の割合が73.6％であることと比べると、かなり低いことがわかります。これらを少しでも解消するためには、正しくリハビリ医療を受け、社会復帰するとともに、障害者が安心してスポーツに参加できるような社会環境を整える必要があると考えます。

③ 当センターでの障害者スポーツへの取り組み

当センターでは、入院中に障害者スポーツに触れる機会を設けています。教育目的の講義のカリキュラムに入れたり、リハビリ訓練とは別に社会復帰した脊髄損傷者と障害者スポーツを行えるプログラムを準備したりしています。これらによって同じ目的をもつ仲間ができ、退院後もスムーズにスポーツを始めることができます。また、障害者と健常者がともにマラソンを楽しめる、「岡山吉備高原車いすふれあいロードレース」（図5）や「吉備高原ふれあい車椅子ツインバスケットボール大会」（図6）を年1回開催しており、どなたでも見学や参加することができます。

④ メタボリックシンドローム予防、免疫機能回復

車椅子の生活である脊髄損傷者においては、活動量の低下が顕著で、メタボリックシンドロームの発症が問題となっています。脊髄損傷者の耐糖能障害と内臓脂肪蓄積は一般人に比べ高く、糖尿病の発症は健常者の4倍以上という報告もあり[6]、適度な運動とともに、適切な食事を心掛ける必要もあるといえます。

また、脊髄損傷者は受傷後免疫機能が低下した状態になります。しかし、継続的なリハビリを行うことで回復することが報告されています[6]ので、メタボリックシンドロームの予防や治療というだけでなく、健常者以上にその重要性は高いといえます。

⑤ 社会復帰、社会参加につながる障害者スポーツ

スポーツに参加している脊髄損傷者は就労の機会が得られる可能性が高いとの報告もあります[7]。スポーツを行うという積極性が人間関係を広げ、行動的となり、体力を維持し、生活習慣を整え、社会参加にも有効であると考えます。障害者スポーツは、医療だけでは成し得ない「社会復帰」や「社会参加」の領域を補ってくれる心強い味方となります。脊髄損傷の医療にかかわる皆さんは、まずはその目で見て、感じ取ったすばらしさを伝えていただければと思います。

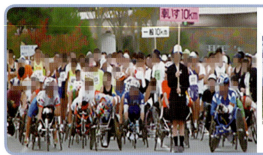
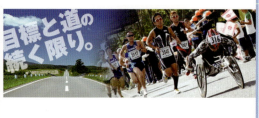

図5 岡山吉備高原車いすふれあいロードレース
岡山県加賀郡吉備中央町で開催される障害者と健常者がともに同じコースで疾走する大会。

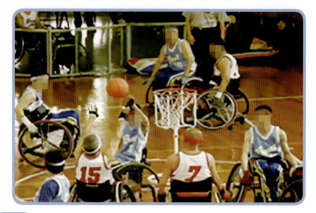

図6 吉備高原ふれあい車椅子ツインバスケットボール大会
当センター内の体育館で行われる試合の様子。

おわりに

　「全国脊髄損傷データベース」の分析結果を見ても、最近の「職業復帰・復学・職業リハビリへの移行」の割合は減少傾向にあります。これらを改善するためには、そこにかかわるすべての医療機関や職種が1人の患者の「職業復帰」というゴールを共有できるリハビリ医療のシステムと、地域や学校、職場などを中心とした社会全体の理解が必要です。このリハビリ医療のシステムは、個々の医療従事者の意識と技術から成り立ちます。われわれ1人ひとりが、まずは「職業復帰」をすすめる職業人としての手本となるように努め、本人の「職業復帰」への意識を高めることが大切です。

（武田栄子）

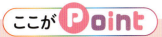

　職業復帰・復学は経済的・社会的自立を導き、障害者スポーツの参加は心身の健康を維持し活動性を高めます。いずれも、前向きに生きていくための原動力となりQOLの向上につながりますので、脊髄損傷者にかかわるすべての医療従事者が意識的にかかわることが大切です。

◆ 引用・参考文献 ◆

1) 倉知延章．"「はたらく」って何？：その意味と自己選択"．臨床作業療法．東京，青海社，2010，500-3．
2) 徳弘昭博．"職業復帰と社会的アウトカム"．脊髄損傷の治療から社会復帰まで：全国脊髄損傷データベースの分析から．労働者健康福祉機構全国脊髄損傷データベース研究会編．東京，保健文化社，2010，118-9．
3) 伊藤良介ほか．"脊髄損傷者の復学，進学"．脊髄損傷者の社会参加マニュアル．住田幹男ほか編．東京，NPO法人日本せきずい基金，2008，33．
4) 坂野元彦ほか．余暇活動．総合リハビリテーション．39（7），2011，657．
5) 笹川スポーツ財団．健常者と障害者のスポーツ・レクリエーション活動連携推進事業（地域における障害者のスポーツ・レクリエーション活動に関する調査研究）報告書．2016年3月．
6) 水口正人．"脊髄損傷者の生活習慣病"．脊損ヘルスケア：Q&A編．脊損ヘルスケア編集委員会編．東京，NPO法人日本せきずい基金，2006，113．
7) 古澤一成．免疫機能について．東京，全日本病院出版会，2010，61-6，(Monthly Book Medical Rehabilitation, 115)．
8) 古澤一成．スポーツに参加している頸髄損傷者における社会復帰の状況：情報処理機器，通信ネットワークの利用と就労について．総合リハビリテーション．31（11），2003，1069-74．
9) 徳弘昭博．"脊髄損傷者の社会復帰〈総論1〉"．前掲書3）．2-16．
10) 古澤一成．"脊髄損傷者の社会復帰〈総論2〉"．前掲書3）．17-31．
11) 高橋明．障害者とスポーツ（第9刷）．東京，岩波書店，2004，101，（岩波新書）．
12) 武田栄子ほか．スポーツを継続する脊髄損傷者の心理と行動．日本看護学会論文集：地域看護．44，2014，156-9．

INDEX

欧文・数字

ASIA／ISCoS による機能障害評価	17
ASIA 機能障害尺度	19
ASIA と Zancolli の運動機能の大まかな対応表	21
CIC	44
Frankel による重症度分類	16
LMN タイプ	32
MWST	53
MWST 評価基準	53
RSST	52
UMN タイプ	32
Zancolli の上肢機能分類	20

あ行

顎マウスの操作	117
痛み	102
―が増強する原因	105
―の利点と欠点	105
―への対処方法	106
飲水の工夫	64
運動スコアと運動レベル	18
柄付きガーグルベースン	76
柄付きコップ・ストロー	76
柄を太くしたスプーン	66
嚥下造影検査の所見	51
嚥下と呼吸のパターン	53
横隔膜の強化訓練	90
おもな呼吸筋の脊髄髄節支配	85

か行

改造したトイレ	34
改訂水飲みテスト	53
下衣の着脱	79
改良 Frankel 分類	17

臥床時の飲水の工夫	70
活動の制限の評価	11
合併症の管理	13
感覚スコアと感覚レベル	17
間欠式バルーンカテーテルの補助具	46
患者が自分で行う体位排痰法	88
患者が自分で行う排痰に効果的な咳の仕方	88
患者同士の交流	125
完全損傷と不全損傷	19
機能障害の評価	11
胸郭のストレッチ	87
胸郭の捻転	90
起立性低血圧	93
―が生じたときの対処方法	95
―の対処方法	96
靴の着脱	80
工夫した衣服	79
車椅子乗車時の水分補給	71
車椅子上での褥瘡予防	26
車椅子で導尿する場合の工夫	46
車椅子用クッション	28
頸髄損傷者の嚥下障害の特徴と評価と対策	52
頸髄損傷者の嚥下障害のリスク	50
頸髄損傷者の嚥下障害を予測する因子	51
頸髄損傷者の呼吸障害	51
頸髄損傷者の整容動作の評価	75
頸髄損傷者のレベル別 ADL 到達度（入浴・整容・更衣）	74
頸髄損傷の場合の排尿（管理）におけるレベル別 ADL 到達度	42
頸髄損傷部位と呼吸障害に影響する麻痺	52
痙性	102
―が増強する原因	103
―による転落防止	104
―の利点と欠点	103
―への対処方法	103

頸部聴診	53, 56
頸部ポジショニング	55
健常者と頸髄損傷者の呼吸機能	86
更衣動作の実際	77
更衣動作の評価	77
後脊髄動脈症候群	21
ゴールの設定と共有	12
呼吸介助法	87
国際ブリストルスケール	33

さ行

座位バランスの評価	61
座位保持	60, 62
社会・文化的環境	115, 116
―の調整	119
社会生活への参加の制限の評価	12
射精障害	110
手関節固定装具	64
除圧・減圧姿勢	27
上衣の着脱（脱衣）	78
上衣の着脱（着衣）	78
障害者スポーツの意義	126
障害者スポーツの実施状況	126
障害者スポーツへの取り組み	127
障害の告知と受容	12
職業復帰	124
―への大まかな流れ	124
「職業復帰・復学・職業リハビリへの移行」の割合の推移	123
食後のチェックポイント	57
食事支援ロボット	66
食事道具の把持	60, 62
食事に関するレベル別福祉用具	61
食事のための座位保持	63
褥瘡予防具の使用	27
女性用クリップ式の懐中電灯と鏡	47

自律神経過反射	93
―時の対処方法	96
―の出現後に生じる体調不良	99
―の治療	97
―の予防	38
汁物の摂取の工夫	68
神経学的所見	11
神経学的レベル	19
人的環境	115, 116
―の調整	119
スマートフォン操作	117
生活習慣病の増加	9
性行為（勃起や性的な快感）の問題	111
性交障害	109
制度的環境	115, 116
―の調整	119
整髪	75
咳介助法	87
脊髄損傷者日常生活自立目標シート	118
脊髄損傷者の再入院の原因	14
脊髄損傷者の死因の推移	14
脊髄損傷者の死因分類結果	84
脊髄損傷者の褥瘡の特徴	25
脊髄損傷者の転帰・社会的アウトカム	123
脊髄損傷者の年齢分布	8
脊髄損傷における排尿障害の診療アルゴリズム	43
脊髄損傷の神経学的レベルから見込まれる移乗方法と排便方法	35
脊柱・胸郭の伸展	88
脊柱の屈曲	88
咳のピークフローと呼吸機能検査	54
摂食時のチェック	56
全国脊髄損傷データベース	9, 122
全身理学的所見	11
前脊髄動脈症候群	21

洗体用ブラシ	81	排尿パターンの確立	43
造精機能障害	109	排便動作の獲得	37
ソックスエイド	79	排便に用いる福祉用具	34

た行

体圧分散マットレスの選択基準シート	28	排便フローシート	36
体位（体幹角度調整）	55	パソコン操作	117
退院後の自己管理のための教育	13	バネ付き箸	66
台付き爪切り	76	歯磨き	75
高床式の浴槽	81	反復唾液嚥下テスト	52
食べやすく、すくいやすい工夫	67	ひげ剃り	75
弾性包帯の使用	94	皮膚管理	28
着衣の工夫	37	フォーク・スプーンの長さと角度調整	66
中心性脊髄症候群	20	復学	124
爪切り	76	物理的環境	115
手洗い	77	―の調整	119
動脈血酸素飽和度	53	部分的機能残存域	19

な行

ナースコールの工夫	69	ブラウン・セカール症候群	21
内服薬	57	分娩障害	110
入浴動作の実際	80	ベッド上での褥瘡予防	26
入浴動作の評価	80	便座用クッション	29
尿器の固定	45	便秘の原因となりうる薬剤	33
尿の廃棄	45	ポータブル スプリング バランサー	66
妊娠によるADLへの影響	110	ボタンエイド	79
妊孕性（射精・妊娠・出産）の問題	111	勃起障害	109
		ホルダー付き電動歯ブラシ	75
		ホルダー付きひげ剃り	76

は行

排泄管理、皮膚管理、体温調節	125		

ま行

メタボリックシンドローム予防	127
免疫機能回復	127

排痰方法	86		
排尿障害の評価	41		

ら行

料理を食器からつかみ口まで運ぶ	60, 62
ループ付きタオル	81

排尿セルフケアの獲得	44
排尿日誌	44

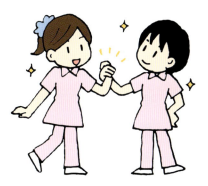

メディカの書籍

脳神経ナース必携
新版 脳卒中看護実践マニュアル
脳卒中リハビリテーション看護認定看護師
2015年新カリキュラム準拠

好評発売中

オールカラー

徳島大学大学院医歯薬学研究部保健科学部門教授
田村 綾子 責任編集

全国の認定看護師教育課程の教科書として、脳神経ナースにもおなじみの本書。2015年度改正の新カリキュラムに完全対応して、フルカラーで刊行！脳卒中看護に携わるスタッフ必携の1冊。

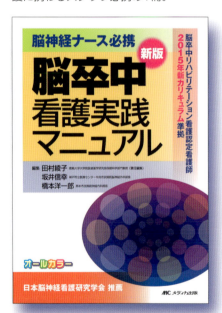

定価（本体5,200円＋税）
B5判／424頁　ISBN978-4-8404-5444-5
web T230191（メディカ出版WEBサイト専用検索番号）

内容

BASIC編

第1章　脳卒中リハビリテーション看護概論
❶脳卒中リハビリテーション看護認定看護師の目標・対象・機能と役割
❷ICFの概念と障害　❸日本における脳卒中の動向　ほか

第2章　脳卒中の病態生理と診断および治療
❶脳と神経の構造とメカニズム
❷脳卒中の分類と病態生理、診断および治療の理解
❸脳卒中重篤化回避のための病態生理の理解と管理　ほか

第3章　脳卒中機能障害とその評価
❶脳卒中による障害発生メカニズム
❷脳卒中における脳／神経機能のアセスメント

第4章　脳卒中患者・家族の理解
❶患者・家族の理解のための諸理論

ADVANCED編

第1章　脳卒中急性期重篤化回避の支援技術
❶脳卒中発症後急性期管理
❷重篤化回避のための厳密なモニタリングが必要な状況とケア
❸急性期合併症予防の支援技術　ほか

第2章　早期離床と日常生活活動自立に向けた支援技術
❶急性期の運動支援とリスク
❷早期離床と基本的動作獲得への支援技術
❸日常生活活動自立への支援技術

第3章　生活再構築のための支援技術
❶運動機能障害患者の生活再構築支援
❷高次脳機能障害者の生活再構築支援　❸リスク管理

第4章　脳卒中患者への社会的な支援技術
❶脳卒中患者の全人的ケアと社会的支援
❷社会復帰に向けた多職種チームの結成と協働
❸在宅生活継続に向けた地域医療連携・退院調整　ほか

MC メディカ出版

www.medica.co.jp

お客様センター ☎ 0120-276-591

本社 〒532-8588 大阪市淀川区宮原3-4-30 ニッセイ新大阪ビル16F

メディカの書籍

リハビリナース 2016年秋季増刊

3ステップでわかる リハビリ病棟の 疾患・リハ・看護 まるごとブック

オールカラー

好評発売中

東京都リハビリテーション病院看護科長補佐　**蟻田 富士子**　編集
京都府立医科大学リハビリテーション医学教室講師　**沢田 光思郎**　医学監修
宮城厚生協会長町病院リハビリテーション科医長　**阿部 理奈**

回復期リハビリの対象、リハビリチーム、社会資源についての解説から、各疾患ごとの特徴・リハのポイント、そして看護まで、新人・ベテランを問わず、回復期リハ病棟の看護師がかならず押さえるべき疾患・リハ・看護をぎゅっと詰め込んだオールインワンの1冊！

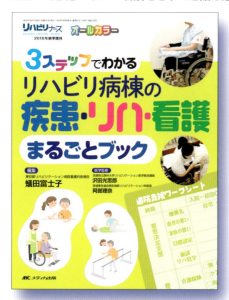

定価（本体4,200円＋税）
A4変型判／228頁　ISBN978-4-8404-5702-6
web M221651（メディカ出版WEBサイト専用検索番号）

内容

第1章　業務編
①回復期リハビリテーションとは
②回復期リハビリテーション病棟での一日の流れ
③リハ患者が利用する社会資源

第2章　疾患・障害・リハビリ編
①脳血管障害
②頭部外傷
③脊髄損傷
④運動器疾患
⑤生活不活発病・廃用症候群
⑥高次脳機能障害
⑦循環器疾患
⑧呼吸器疾患

第3章　看護編
①リハビリテーション看護の専門性とは
②ADLの介助方法
③看護計画、看護記録
④退院支援
⑤福祉用具の種類と特徴
⑥ADL評価—BI、FIMを中心に
⑦高次脳機能障害のケア

MC メディカ出版

www.medica.co.jp

お客様センター　0120-276-591
本社　〒532-8588　大阪市淀川区宮原3-4-30　ニッセイ新大阪ビル16F

本書は小社刊行の雑誌『リハビリナース』7巻1号～8巻6号連載「回復期リハビリ病棟で役立つ　脊髄損傷者の看護」をまとめて加筆・修正し、単行本化したものです。

脊髄損傷者の看護
―病態、合併症、リハビリテーション、看護まで　大事なポイントがすべてわかる！実践できる！

2017年4月5日発行　第1版第1刷©

編　著	吉備高原医療リハビリテーションセンター看護部
発行者	長谷川 素美
発行所	株式会社メディカ出版 〒532-8588 大阪市淀川区宮原3-4-30 ニッセイ新大阪ビル16F http://www.medica.co.jp/
編集担当	細川深春
編集協力	中倉香代
装　幀	神原宏一
組　版	稲田みゆき
イラスト	おのようこ
印刷・製本	株式会社シナノ パブリッシング プレス

本書の複製権・翻訳権・翻案権・上映権・譲渡権・公衆送信権（送信可能化権を含む）は、（株）メディカ出版が保有します。

ISBN978-4-8404-6154-2　　　　　　　　　　　　　　　Printed and bound in Japan

当社出版物に関する各種お問い合わせ先（受付時間：平日9：00～17：00）
●編集内容については、編集局 06-6398-5048
●ご注文・不良品（乱丁・落丁）については、お客様センター 0120-276-591
●付属の CD-ROM、DVD、ダウンロードの動作不具合などについては、デジタル助っ人サービス 0120-276-592